決定版

めまい ふらつきは 目・首・足の 運動で治る

10万人の
外来患者を救った
奇跡のリハビリ体操

新井基洋
横浜市立みなと赤十字病院 めまい平衡神経科部長

日本文芸社

はじめに

私が勤務する耳鼻咽喉科の患者さんには、私が考案しためまいリハビリ体操を行なっています。「誰でも、どこでも、器具を用いず、お金もかからない」のが、この体操のいいところです。

私がこの18年間に入院治療した8千人以上の患者さんや、のべ10万人以上の外来患者さんの症状が、この体操で改善しています。薬物治療はもちろん必要です。

しかし、薬物療法で十分効果が得られないひとりでも多くの方に、リハビリ体操を知ってもらい、めまい・ふらつきを改善してもらいたいと思い、本書を執筆しました。

本書は、大きな文字で構成しています。「めまい・ふらつきで読書がつらい」と思われた方も、最後まで楽に読めると思います。

横浜市立みなと赤十字病院めまい平衡神経科部長　新井基洋

目次

目次

第1章

めまい・ふらつきは小脳をきたえる体操で治る

めまい・ふらつきについてまず、学びましょう！

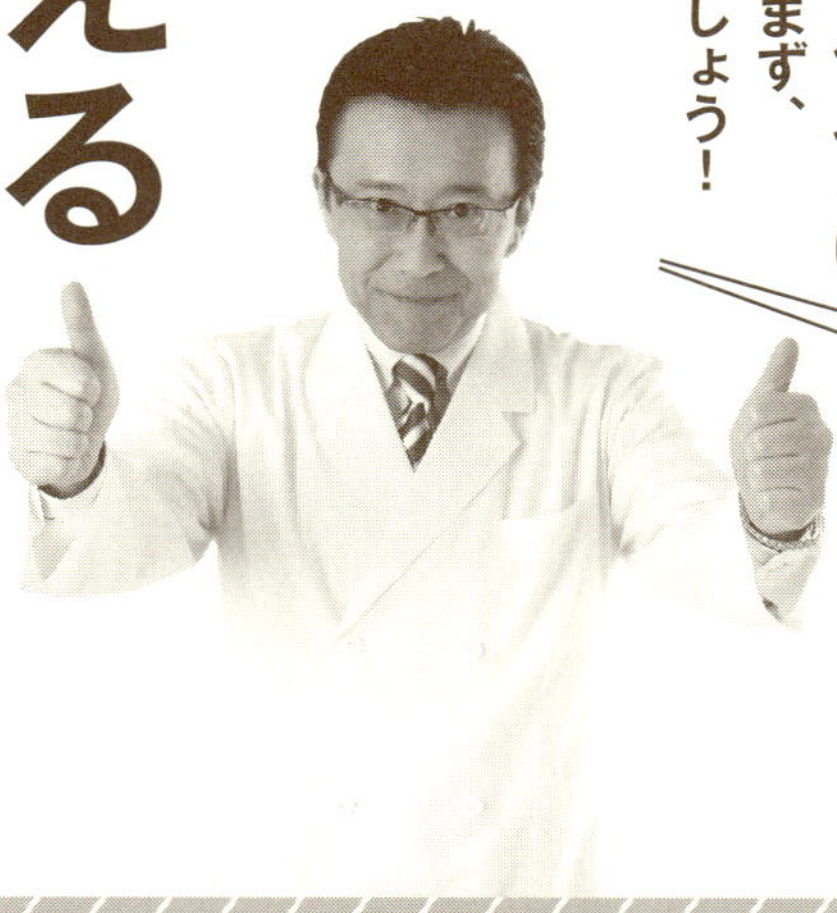

あなたもめまい予備軍？

めまいというと、ぐるぐる目が回って歩けない、倒れる、そんな症状を想像しませんか。それだけではありません。「めまいなんて関係ないわ」と思っている方も、日常生活でクラッとする瞬間がありませんか？　実はそのクラッとする感じが「めまい予備軍」の証拠です。次のページにめまい予備軍の症状をまとめました。一つでも当てはまったあなたは注意が必要です。

こんな経験はないですか？

- 新聞などの縦の文字を読むとクラッ
- 車の流れを目で追うとクラッ
- 人に呼ばれてふり返るとクラッ
- 高いところにあるものを取るとクラッ
- 美容院や理容院のシャンプー台、歯医者の治療台でクラッ
- 長時間、車や船に乗った後にクラッ

↑

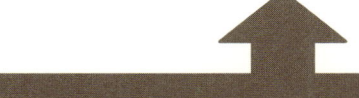

ひとつでも経験があると
あなたもめまい予備軍！

めまいに悩んでいるのはあなただけじゃない

「あー安心した、同じような症状で悩んでいる人がこんなに多いのね……」。患者さん同士がこういった話をなさっているのをよく耳にします。厚生労働省の国民生活基礎調査（左ページグラフ）によると、70歳以上の女性1000人につき50人以上が、めまいの症状を訴えています。めまい最前線にいる私は、実際の患者数はもっと多いと感じます。女性の患者さんが多いのもめまいの特徴です。

めまいの症状を訴える人はこんなにも多い！

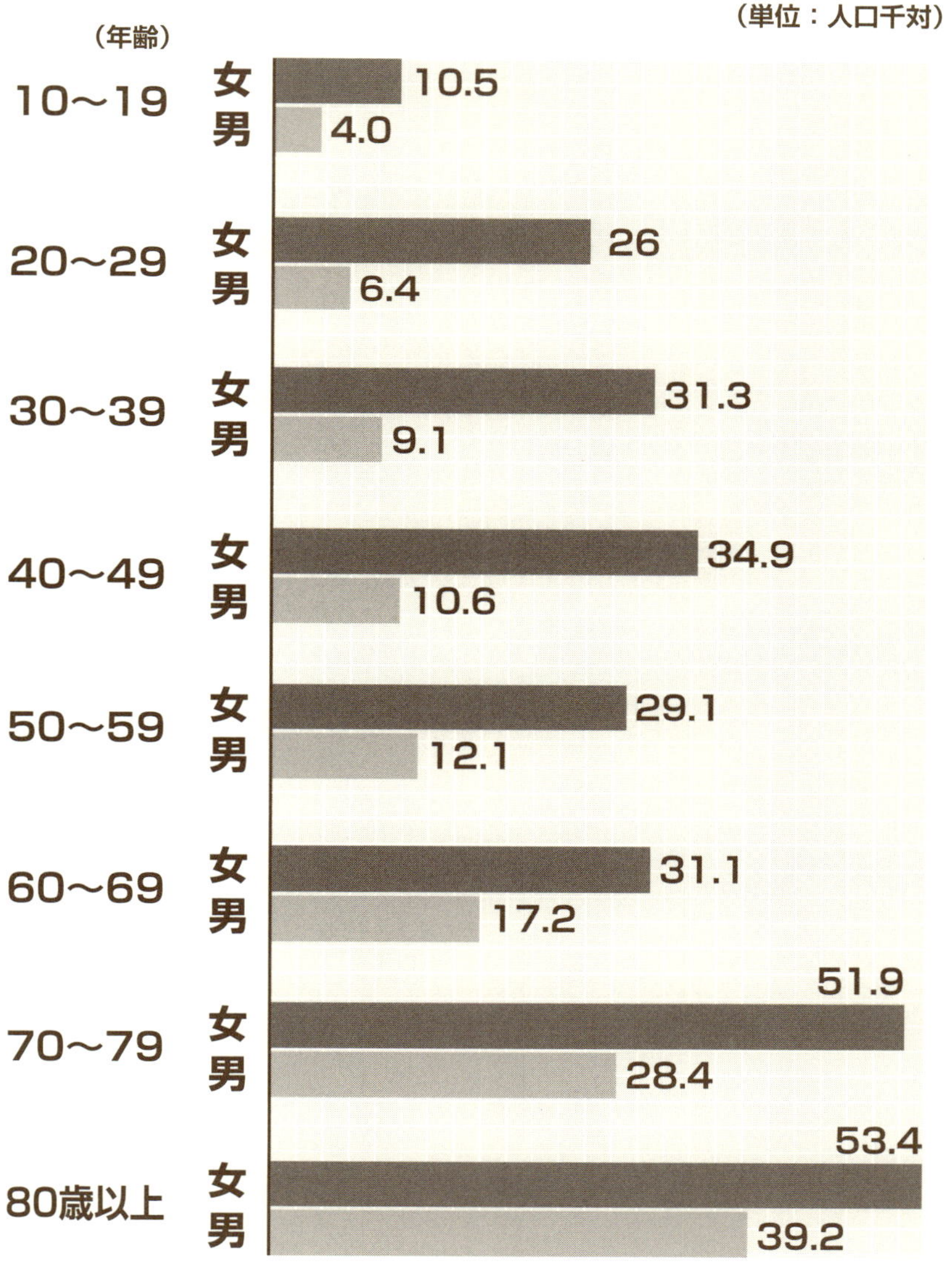

平成22年国民生活基礎調査の概況（厚生労働省）より
＊1000人につき、何人が訴えているかを表にしたもの

あなたのめまい・ふらつきはどのタイプ？

めまい・ふらつきの症状は、「グルグル」「フワフワ」「ユラユラ」「フワー」の４つが代表です。自分のめまいのタイプがわかると、病院などで説明しやすくなります。

ふらつきはめまいの親戚みたいなものです。ふらつきになると、横の方に体が持っていかれ、思わず何かにつかまりたくなります。

ふらつきでは、意識が遠のくということはありません。

あなたのめまい・ふらつきはどのタイプ？

1 グルグル→回転性めまい

目の前がグルグル回っているような感じがする

2 フワフワ→浮動性めまい

スポンジの上を歩いてるようにフワフワする

3 ユラユラ→動揺性めまい

頭や体がユラユラ揺れ、まっすぐに歩けない

4 フワー→立ちくらみ

立ち上がったとき、長時間立ち続けたときにフワー

めまいの原因の9割は耳にある

私たちの体がまっすぐ立っていられるのは、体がうまくバランスを取ってくれているからです。体のバランスをとる機能のことを「平《へい》衡《こう》機能」といいます。この平衡機能の重要な役割を担うのが、耳の奥の「内耳《ないじ》」にある「三半規管《さんはんきかん》」と「耳石器《じせきき》」です。片側の三半規管や耳石器に障害が起こると、耳の機能に左右差が出て平衡機能が低下し、めまいの原因になるのです。

耳の内部は、外耳、中耳、内耳に分けられる

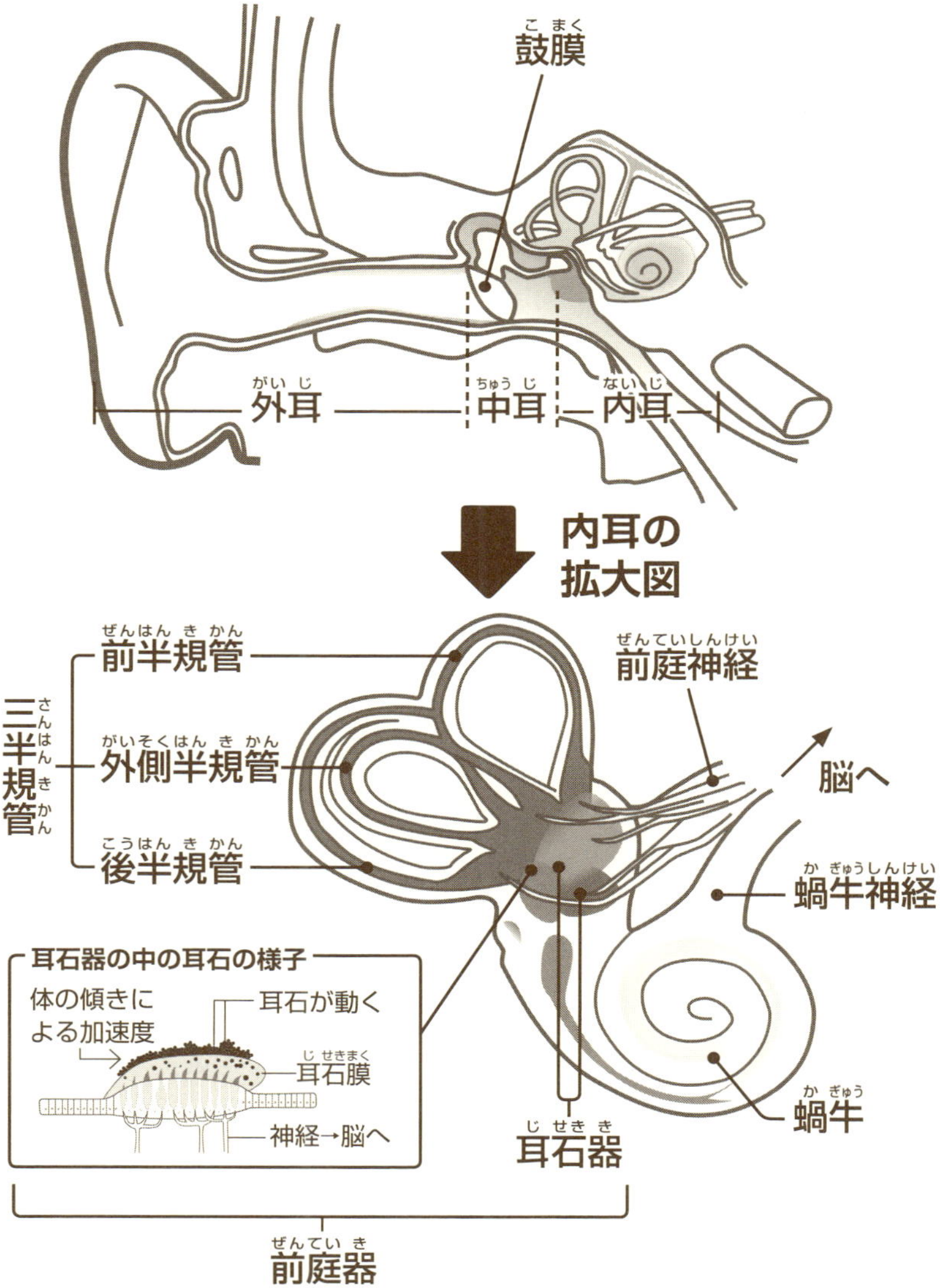

＊耳石器はわらび餅のような粘着性のある耳石膜に、小さな粒状の耳石が多数ついた状態です。

小脳は、平衡機能の番人

平衡機能を高めていけば、めまいは確実によくなります。そのために、めまいリハビリ体操（機能回復訓練）をして、小脳《しょうのう》をきたえましょう。小脳はいわば平衡機能の番人、バランスをつかさどる中枢です。ひどいめまいも、時間がたてば落ち着いてくることがよくあるでしょう。これは小脳が平衡機能を元に戻そうとして、がんばったからです。この小脳の働きのことを、小脳の中枢代償《ちゅうすうだいしょう》といいます。

小脳は大脳の後ろにあり運動をつかさどる中枢

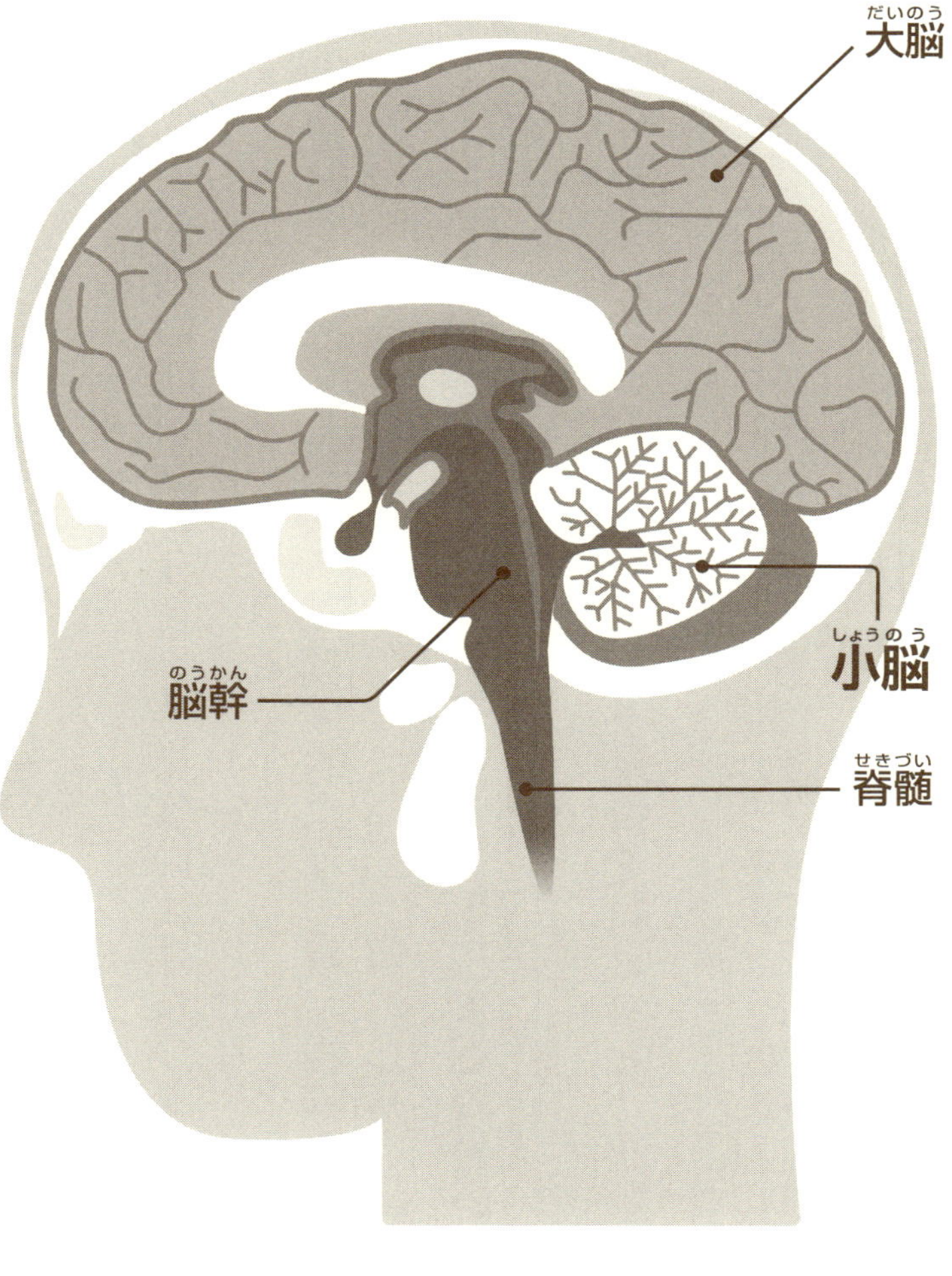

小脳は、目、耳、足の裏できたえる

小脳を鍛える → 平衡機能が回復する → めまい・ふらつきが軽くなる、という流れを覚えてください。具体的には、目（視刺激）、耳（前庭刺激）、足の裏（深部感覚刺激）の3つをきたえるめまいリハビリ体操をしてください。このリハビリ体操を続けると、小脳に元からある「平衡機能の左右差を取り戻す力」がもっと後押しされて、めまいに負けない体になります。

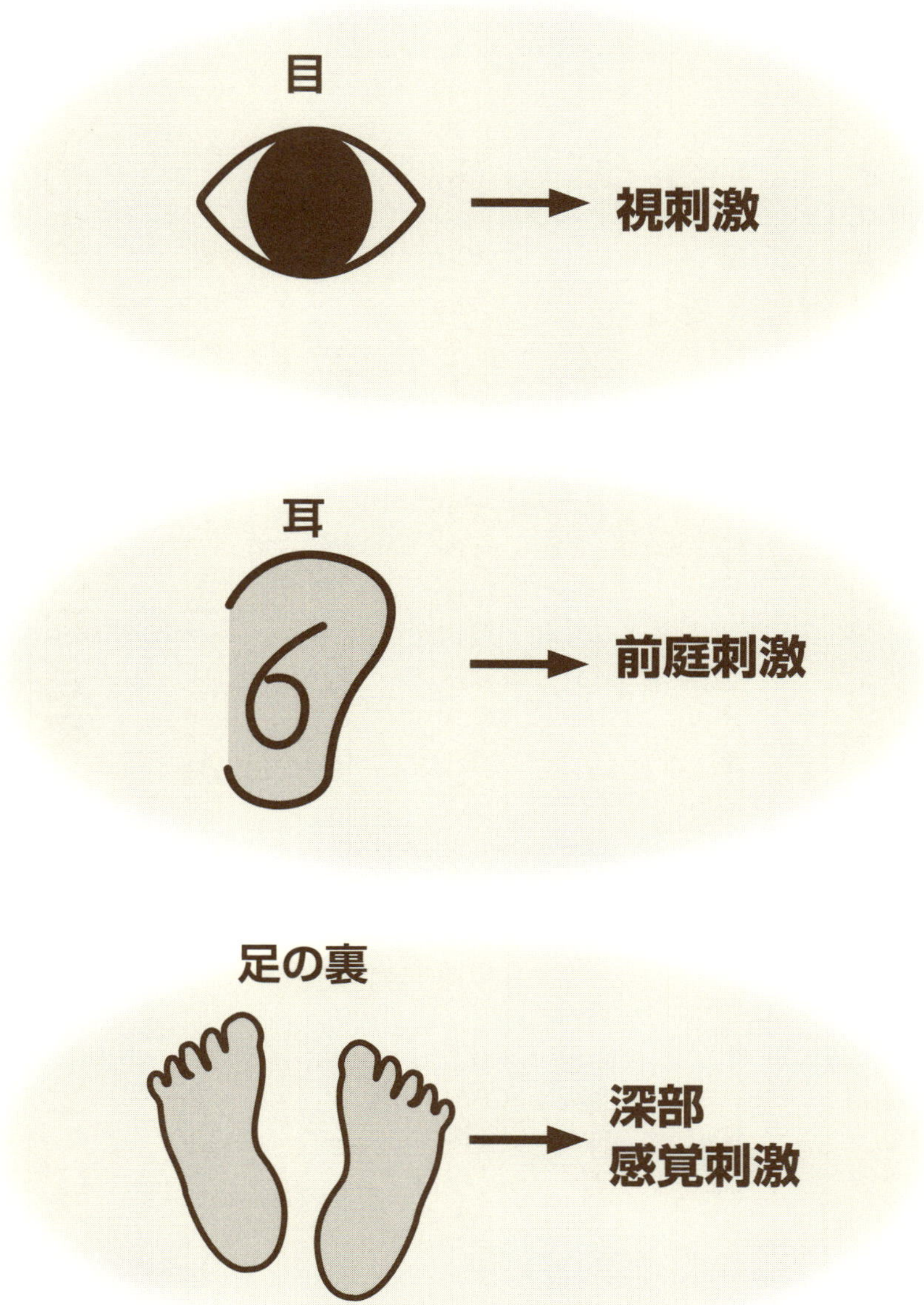

目、耳、足の裏に刺激を与えて、めまいに負けない体をつくろう！

めまい診療が得意な耳鼻咽喉科医はどこにいる？

めまいに悩んだら、まずは耳鼻咽喉科に行ってください。内科、脳外科、心療内科、精神科など多くの病院にかかっても、めまい・ふらつきの原因がわからなかった患者さんが少なくありません。ただ、耳鼻咽喉科でも、めまい診療が得意ではないお医者さんが多くいます。めまい専門学会「日本めまい平衡医学会」では、各都道府県のめまい相談医が紹介されています。

めまい相談医全国分布図

2013. 8月現在

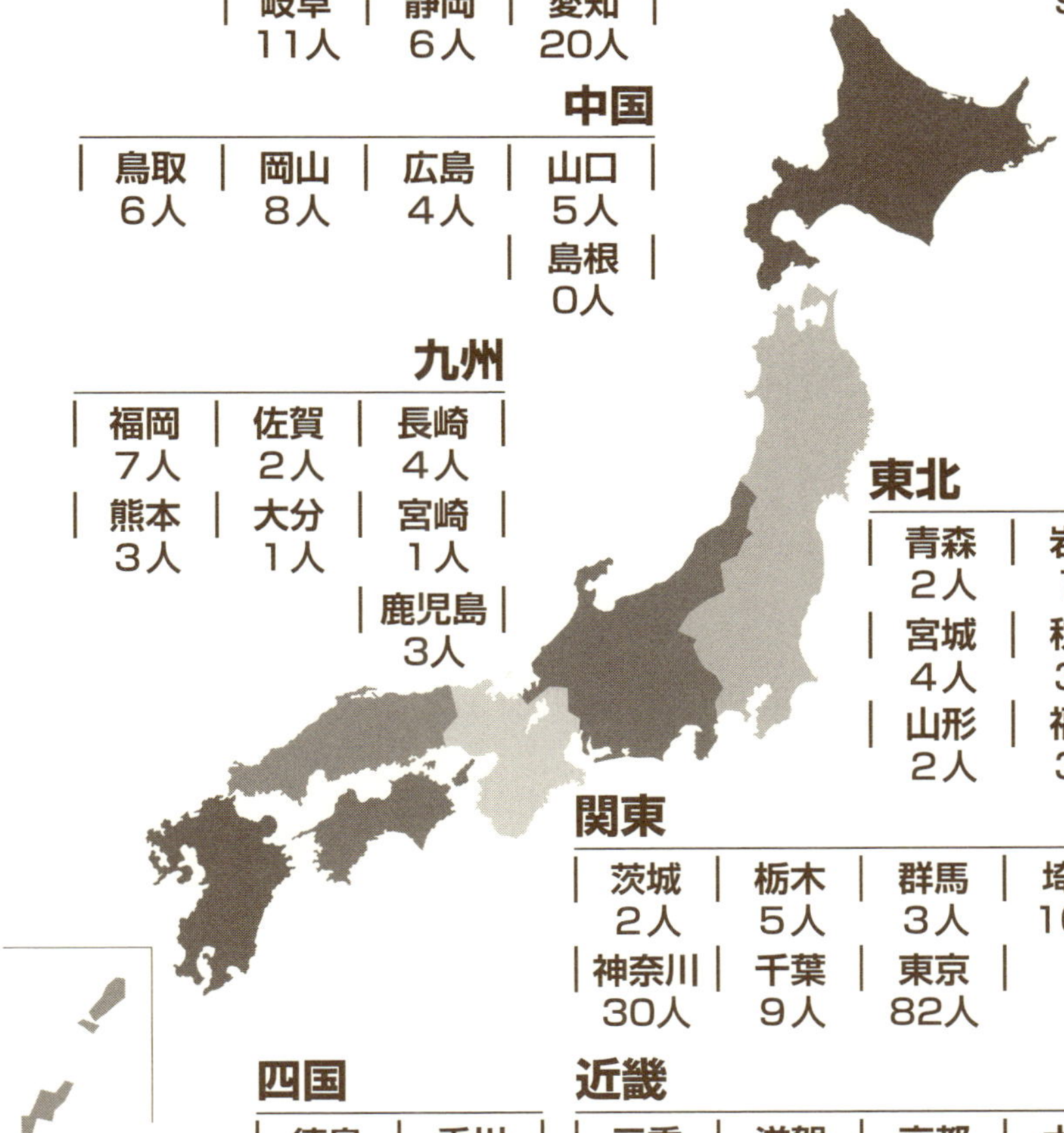

中部

新潟	富山	石川
8人	10人	4人
福井	山梨	長野
1人	3人	10人
岐阜	静岡	愛知
11人	6人	20人

北海道

北海道
9人

中国

鳥取	岡山	広島	山口
6人	8人	4人	5人
			島根
			0人

九州

福岡	佐賀	長崎
7人	2人	4人
熊本	大分	宮崎
3人	1人	1人
		鹿児島
		3人

東北

青森	岩手
2人	1人
宮城	秋田
4人	3人
山形	福島
2人	3人

関東

茨城	栃木	群馬	埼玉
2人	5人	3人	16人
神奈川	千葉	東京	
30人	9人	82人	

四国

徳島	香川
6人	3人
高知	愛媛
3人	1人

近畿

三重	滋賀	京都	大阪
1人	4人	13人	41人
和歌山	兵庫	奈良	
2人	19人	10人	

沖縄

沖縄
2人

＊めまい相談医とは、日本めまい平衡医学会が認定しためまい専門医です。

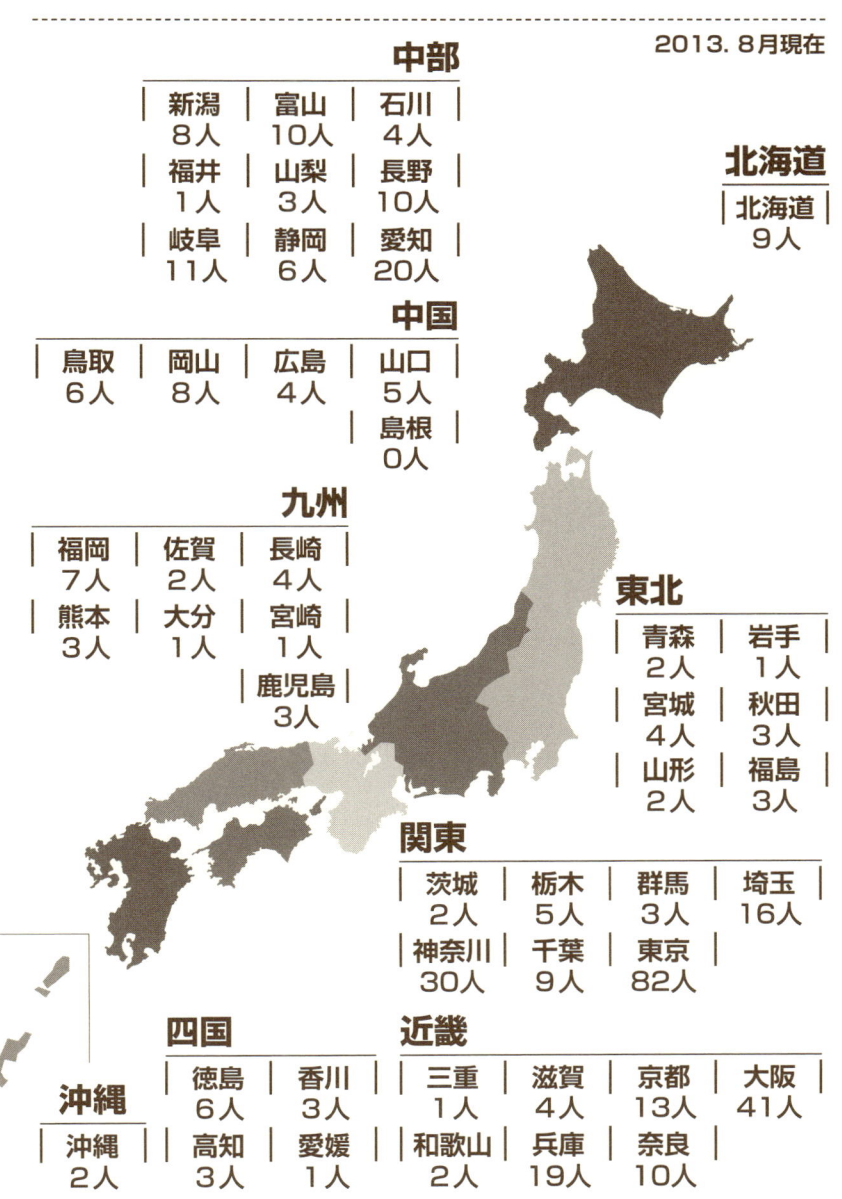

人それぞれ、めまいの予兆を知ろう

めまいに悩む患者さんの多くが、何かしらのめまいの予兆（めまいになりそうな感じ）を体験しています。めまいの予兆を感じたら、外出は控えてください。72ページの50歩足踏みも、その日の調子を知る上で役に立ちます。外出先でめまいになったら、周りの人に協力してもらい座れる場所に連れて行ってもらいましょう。自宅でめまいになったときも、暗い場所でまず安静にしてください。

よくあるめまいの予兆

- 耳鳴り、耳の詰まった感じがいつも以上に強い
- 何となくふらつく
- 頭の後ろの方が重い
- 肩こり、首こりがいつも以上にひどい
- 軽いむかつき、吐き気がある

めまいの予兆があるときは、外出を控える！

めまいのいろいろな症状

目と耳は脳を介して神経で繋がっています。ここでの耳とは「聞こえ」のことではなく、「バランス」（前庭）のことをさします。目がグルグル回っているときも、目が悪いのではなく、耳（前庭）に問題があることがわかります。

耳は自律神経、そして脊髄とも反射（神経）で繋がっています。そのため次ページのような、様々な症状が出ます。

めまいの主な症状

1. 目に症状が出る（前庭眼反射）

目が回る／ものがぶれて見える／波うって見える

2. 自律神経に症状が出る（前庭自律反射）

吐き気、嘔吐／血圧が上がる／冷感、寒気、冷や汗、あぶら汗

3. 耳に近い筋肉に症状が出る（前庭脊髄反射）

肩こり、後頭部の頭痛／足踏みすると左右のどちらかに傾いて進んでいく／体が横にとられる

めまい外来の検査メニュー

突然のめまいにおそわれると、びっくりするのは当たり前です。ほとんどのめまいは、時間がたてば治まります。生命にかかわることはまずありませんので、ご安心ください。ただ、体のしびれやマヒ、舌がもつれて話しにくい、目の前が暗くなるなどの症状を伴うときは、すぐに医療機関の検査を受けてください。脳疾患の可能性があるかもしれません。自己判断は禁物です。

めまい外来検査の流れ

問診 → 特殊なメガネをかけ眼振を調べる

問診では次のようなことを聞かれます

- めまいはいつ起こりましたか？
- どんなときに起こりましたか？
- どんなめまいでしたか？　15ページを参考に
- どれくらいの長さ
（一瞬、数十秒、数分間、数時間、数日間）？
- めまいは、過去に何回くらい経験しましたか？
- めまいと一緒に起こった耳の症状（耳鳴り、難聴、耳のつまり）はありますか？
- めまいと一緒に起こった耳以外の症状（目の前が暗くなるなど）はありますか？
- 現在めまい以外で通院中ですか？　持病の薬はありますか？

あなたの病気をフローチャートのYES,NOでたどって診断してみましょう。または、主治医にたずねてみましょう

→ 突発性難聴

→ 前庭神経炎　ラムゼイハント症候群
小脳・脳幹出血あるいは梗《こう》塞《そく》、くも膜下出血

→ メニエール病　メニエール症候群（両側進行性感音難聴+めまいなど）　慢性中耳炎由来の内耳障害

→ 椎《つい》骨《こつ》脳《のう》底《てい》動《どう》脈《みゃく》循《じゅん》環《かん》不《ふ》全《ぜん》症《しょう》、延《えん》髄《ずい》外《がい》側《そく》症《しょう》候《こう》群《ぐん》
（脳への血流不足）

→ 一定の頭位で誘発・良性発作性頭位めまい症
頭《とう》位《い》性《せい》めまい症
首の捻《ねん》転《てん》で誘発 → 頚《けい》性《せい》めまい

→ 脳腫瘍、変性疾患、薬物中毒
廃用性（使わないことによる）平衡機能低下
ストマイ難聴に伴うめまい・ふらつき
前庭神経炎後遺症、突発性難聴後のめまい後遺症、ハント後遺症
慢性ふらつき（持続性平衡障害・加齢性平衡障害・一側性前庭障害・交通外傷後のめまい）

【めまい診断フローチャート】

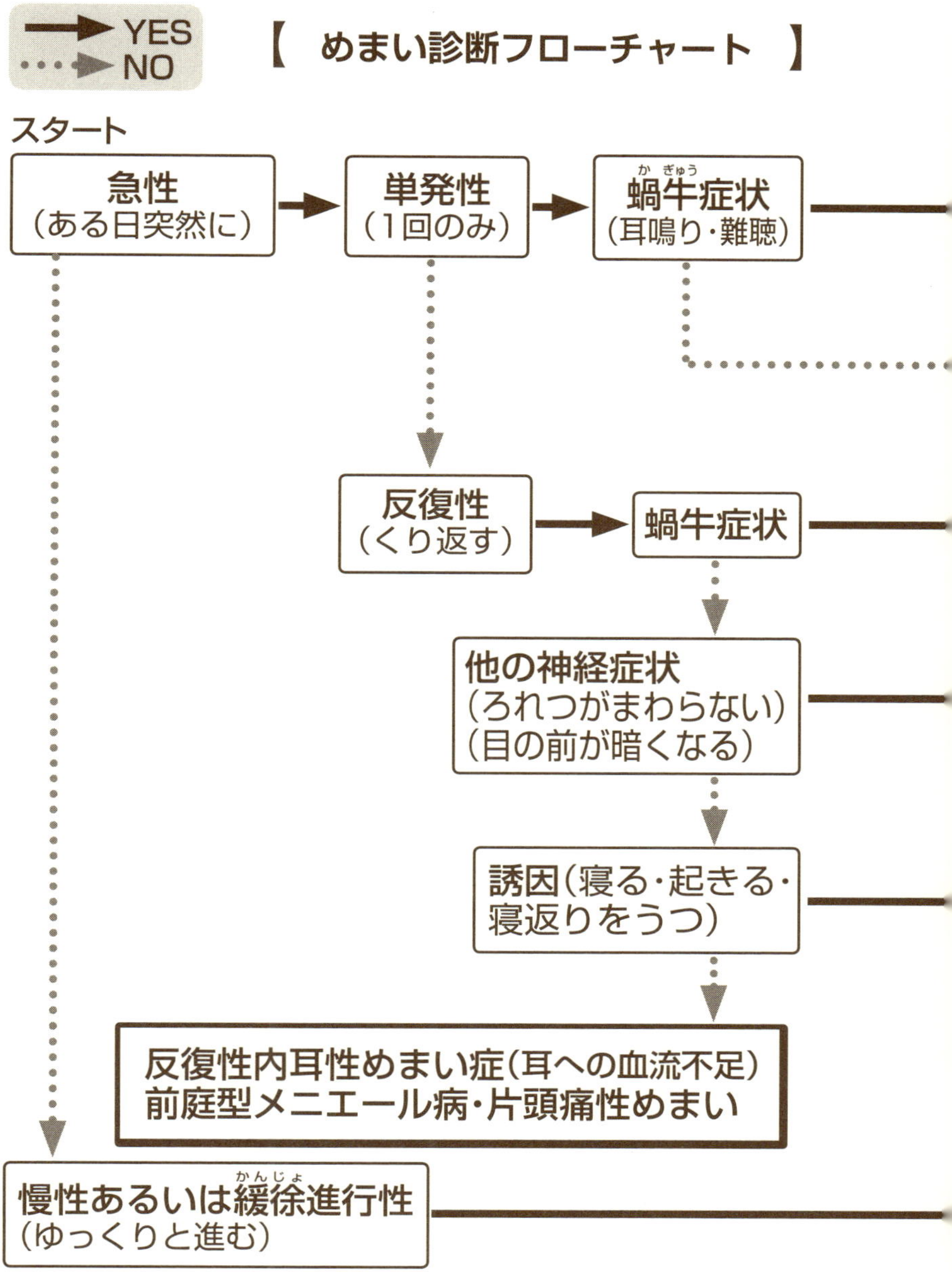

横浜市立みなと赤十字病院　耳鼻咽喉科　めまい学習ノートより

病名①

良性発作性頭位めまい症

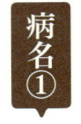

おすすめの体操

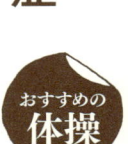

P60 5 ふり返る　P62 6 上下　P90 18-① 寝返り

P84 17-① 右ハーフターン　P86 17-② 左ハーフターン

＊首や腰が悪くない方で、めまいがなかなか治らない方は、P98 19 寝起き、P108 21 振り上げの体操を加えてください。

・耳が原因のめまいのうち、最も患者数が多い。

・内耳の耳石がはがれ、三半規管に入り込むことで起こる。

・寝返りなどの頭を動かす動作でめまいが起きる。

・めまいは、数秒から数分で治まることが多い。

・吐き気や嘔吐を伴うこともあるが、難聴や耳鳴りはない。

耳石が移動するしくみ

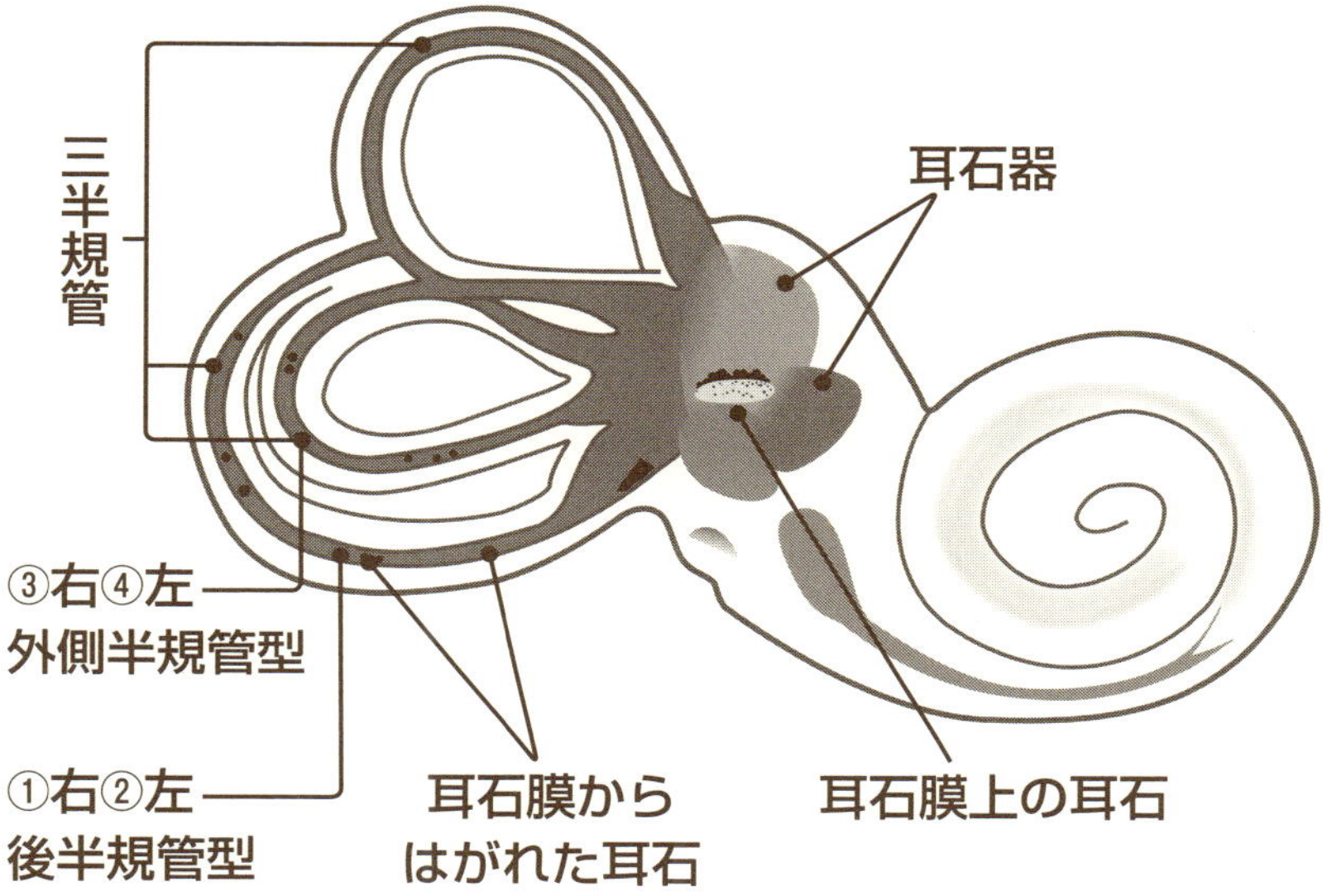

確定体操

病院で以下の診断がついた場合のみ→の確定体操を行なってください

①後半規管型良性発作性頭位めまい症（寝起き型）（右耳が悪い場合）
　→20-①自分で行なうエプレ法（右耳が悪い場合）

②後半規管型良性発作性頭位めまい症（寝起き型）（左耳が悪い場合）
　→20-②自分で行なうエプレ法（左耳が悪い場合）

③外側半規管型良性発作性頭位めまい症（寝返り型）（左耳が悪い場合）
→22-①自分で行なうレンパート法　右レンパート（左耳が悪い場合）

④外側半規管型良性発作性頭位めまい症（寝返り型）（右耳が悪い場合）
→22-②自分で行なうレンパート法　左レンパート（右耳が悪い場合）

＊レンパート法では、悪いほうの耳の反対側へ回転します。
＊左右どちらかの耳が悪いなど、医師から確定診断がついていない場合は、32ページのおすすめ体操を行なってください。

病名②

前庭神経炎

おすすめの体操

- P52 1 速い横～P64 7 はてな
- P72 11 50歩足踏み
- P74 12 継ぎ足
- P76 13 片足立ち
- P84 17-① 右ハーフターン
- P86 17-② 左ハーフターン

・体感震度8くらいの激しい回転性めまいに襲われる。

・激しいめまいは1週間くらい続く。

・発症時は身動きが取れないことも多く、入院治療となる。

・かぜなどのウイルスが原因という説もあるが、確実ではない。

・耳鳴りや難聴はないが、ふらつきが後遺症で残ることが多い。

前庭神経炎とは

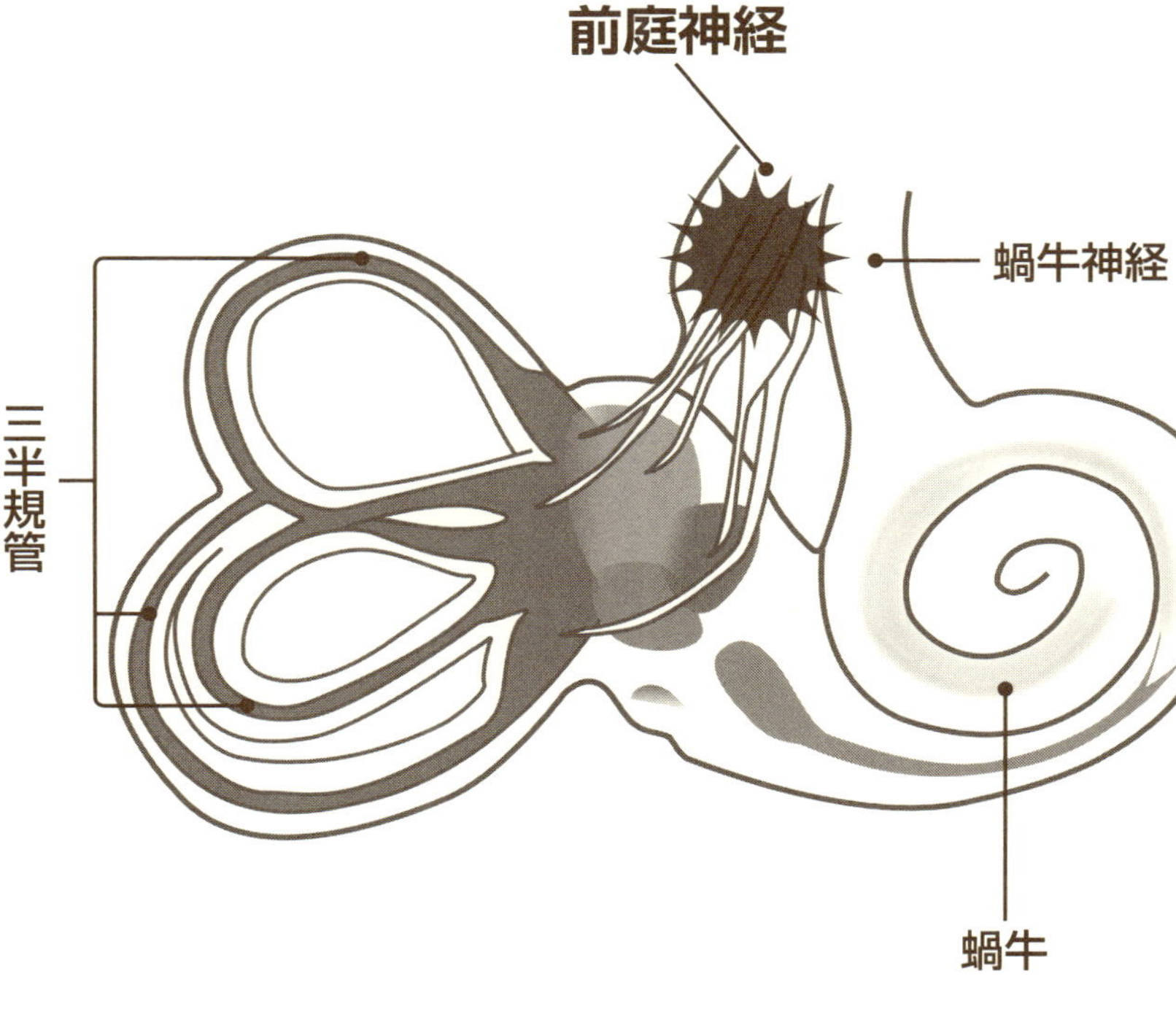

内耳から脳にバランスの情報を伝える前庭神経に障害が起こると、激しいめまいが起こります。

病名③

メニエール病

おすすめの体操

P52 1 速い横～P64 7 はてな
P72 11 50歩足踏み
P84 17-① 右ハーフターン
P86 17-② 左ハーフターン

・めまいの病気で最も有名だが、患者数は最も多いわけではない。

・めまいは、数十分から数時間で治まる。何度もくり返す。

・内耳が水ぶくれの状態になり起こる。

・耳鳴りや難聴を伴う。

・ストレスが原因のひとつ。

病名④ めまいを伴う突発性難聴

おすすめの体操

P52 1 速い横～ P64 7 はてな

P74 12 継ぎ足

P76 13 片足立ち

P84 17－① 右ハーフターン

P86 17－② 左ハーフターン

・ある日突然、片側の耳が聞こえにくくなる。

・難聴や耳のつまりとともに、激しい回転性のめまいが起こる。

・回転性のめまいは、普通1回しか起こらないといわれている。しかし、実際は時間を経て、めまいやふらつきが改めて起きる場合がある（耳石がはがれるなど）。

病名⑤

片頭痛性めまい

おすすめの体操

- P52 1 速い横
- P56 3 ゆっくり横
- P60 5 ふり返る
- P72 11 50歩足踏み
- P84 17-① 右ハーフターン
- P86 17-② 左ハーフターン

・めまいが、片頭痛と同時また前後して起こることが多い。

・片頭痛自体は、遺伝が大きな原因。

・仕事が一段落したとき、週末に起こりやすい。

・片頭痛性めまいの診断は専門医でも難しい。

・薬で改善は5〜6割程度。リハビリ体操も解決方法のひとつ。

病名⑥

持続性平衡障害・加齢性平衡障害

おすすめの体操

- P52 1 速い横
- P56 3 ゆっくり横
- P60 5 ふり返る
- P62 6 上下
- P72 11 50歩足踏み
- P74 12 継ぎ足
- P76 13 片足立ち
- P84 17-① 右ハーフターン
- P86 17-② 左ハーフターン

・高齢者の患者さんが多い。

・めまいというよりは、ふらつきである。

・「加齢のせい」「気のせい」と言われることが多い。

・ふらついて転倒しやすい。

・よって、めまいリハビリ体操が有効である。

病名⑦

ハント症候群（ラムゼイ・ハント症候群）

おすすめの体操

P52 1 速い横
P56 3 ゆっくり横
P60 5 ふり返る
P62 6 上下
P74 12 継ぎ足
P76 13 片足立ち
P84 17－① 右ハーフターン
P86 17－② 左ハーフターン

・顔面神経マヒ、めまい、耳鳴りや難聴を伴う。
・耳痛や頭痛→耳に発疹→水ぶくれ、かさぶたができる。
・子どものころにかかった水ぼうそうのウイルスが再活性化。
・ふらつきの症状だけが残ることが多く、リハビリが望ましい。

病名⑧

慢性中耳炎が原因によるめまい

おすすめの体操

P52 1 速い横～ P64 7 はてな
P72 11 50歩足踏み P84 17-①右ハーフターン
P86 17-②左ハーフターン

- 中耳炎をくり返すと、鼓膜にウミを出す穴が空き慢性化へ。
- さらに進むと、内耳の炎症を引き起こし、めまいが起きる。
- 難聴や耳鳴りを伴う。
- めまいの治療とともに鼓膜の穴（鼓膜穿孔）を治すなど根本的な治療が必要。

病名⑨

椎骨・脳底動脈循環不全症

・椎骨・脳底動脈からは、小脳へ血液を送る大事な血管が3本出ている。椎骨・脳底動脈の血流が悪くなると、小脳への血流も悪くなりめまいが起きる。

・患者さんは、高齢の男性が多い。

おすすめの体操

P52 1 速い横～P58 4 ゆっくり縦

P62 6 上下＊上下はゆっくり行なう

P72 11 50歩足踏み

病名⑩

脳梗塞・脳出血の治療後に残るめまい

おすすめの体操

- P52 1 速い横～P58 4 ゆっくり縦
- P62 6 上下＊上下はゆっくり行なう
- P72 11 50歩足踏み

・脳の血管が詰まるのが脳梗塞。脳の血管が破れるのが脳出血。

・脳梗塞、脳出血の治療後にも、めまい・ふらつきが残る場合がある。

・主治医の許可を得たら、めまいリハビリ体操も治療のひとつ。

病名⑪

心因性めまい・めまいに伴ううつ状態

おすすめの体操

リハビリの前に、心の検査が必要

・精神的な問題のみの、真の心因性めまいの患者さんは稀少。

・めまいが治らないことで、うつ状態や不安になる患者さんは多い。

・めまい専門医だけでなく、心療内科、精神科医による心のケアも必要。

※30ページの「めまい診断フローチャート」には、あえて入れていません。

リハビリ中に聞きました①

「自分ひとりだけが地震の中にいるような感じ」

48歳　女性　北海道

8年くらい前から、頭に何か重い物を載せられて、自分ひとりだけが地震の中にいるような感じでした。ふらついて、まともに歩けない。当時引っ越したばかり、子育て中でした。脳外科、内科、眼科、整形外科、心療内科と通い、更年期、うつ病など診断されたけど、治らない。昨年11月に新井先生に診ていただき、良性発作性頭位めまい症と診断後、体操を開始。今では普通に歩いています。

リハビリ中に
聞きました②

「最初はこんなの効かないと思ってたよ」

72歳　男性　神奈川県

倒れたのは、４ヶ月前。風邪ひいて下痢なのに、ゴルフへ行ったのが影響したかな。夕食後、読んでた新聞がぐーるぐる回るんだ。で、立ってらんない。車椅子で即入院だよ。歩けないんだもん。前庭神経炎で診断され、それからずっと体操を続けてる。毎日1時間はみっちりやる。ぶっちゃけ、最初はこんなの効かないと思ってた。でも、最近はすごくいい。車の運転もできるようになった。

リハビリ中に
聞きました③

「突然、世界がぐるぐる回ったんです」

63歳　女性　大阪府

初めてめまいが起きたのは5年前。朝、洗濯物を干してたら、突然世界がぐるぐる回りました。ようけ吐いて、すぐに救急車で地元の病院の耳鼻咽喉科に運ばれ、左メニエール病て言われた。1ヶ月間、投薬治療したけど、退院後もスポンジの上をずっと揺れながら歩いてる感じやね。当時、職場の上司と折り合いが悪く、精神的に辛かったのも原因かな。体操は今日からやけど、負けんとがんばる。

リハビリ中に
聞きました④

「いつも自分がフワフワと揺れている感じです」

28歳　男性　岩手県

雪国なんで、スノータイヤの付け替え中にフラッときました。4年前です。整形外科とかに通院したけど、よくはならなくて、いつも自分がフワフワと揺れている感じ。仕事も休職状態です。震災後は特に眠れない日が続いて、今もですが、1時間寝ては目が覚めてのくり返しです。新井先生には三半規管のバランスがよくないと言われました。体操を続けながら、元気になってもう一度働きたいです。

第2章

写真でわかる！ 24種類のめまいリハビリ体操

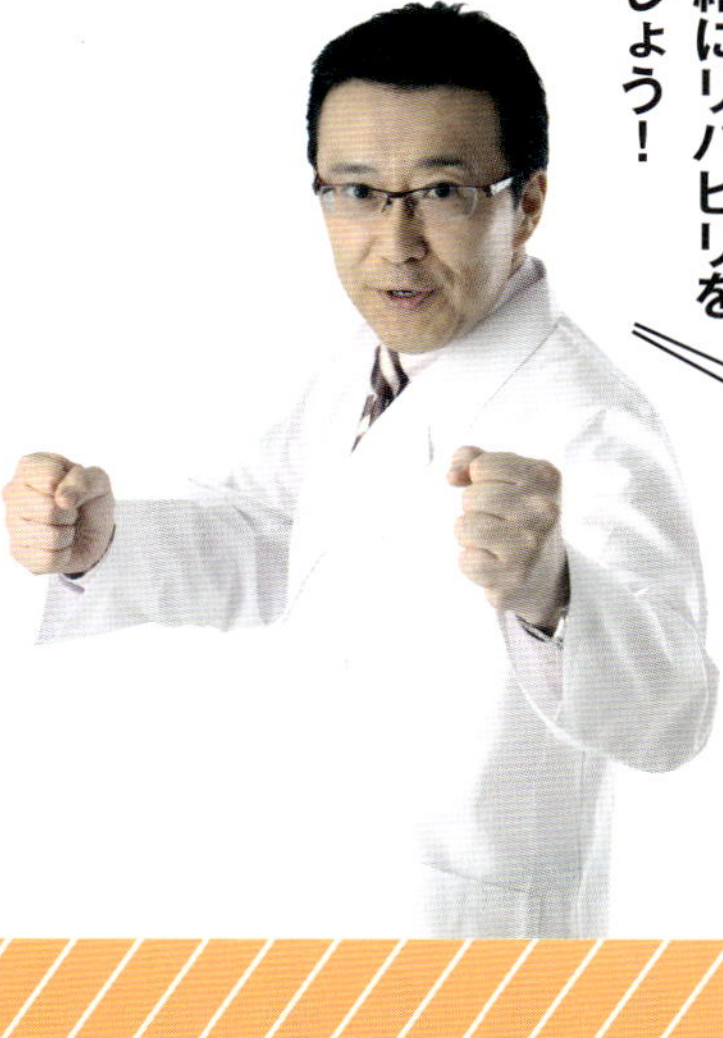
1章をお読みに
なった皆さん！
ご一緒にリハビリを
しましょう！

めまいリハビリ体操を始める前に

現在、めまいやふらつきで通院中の方は必ず主治医の先生に相談してから始めてください。めまいやふらつきの症状がない方も、このめまいリハビリ体操で平衡機能を高めることができます。特に50代以上の方は、加齢により小脳の働きがおとろえてきます。ぜひ、めまいリハビリ体操を習慣にして平衡機能を回復させましょう。

さあ、いよいよめまいリハビリ体操を始めます。「座って体操」の1から7のリハビリはぜひ、覚えてください！

絶対、覚えるって気でやってくださいね。

やる気がないと、めまいに勝てません！

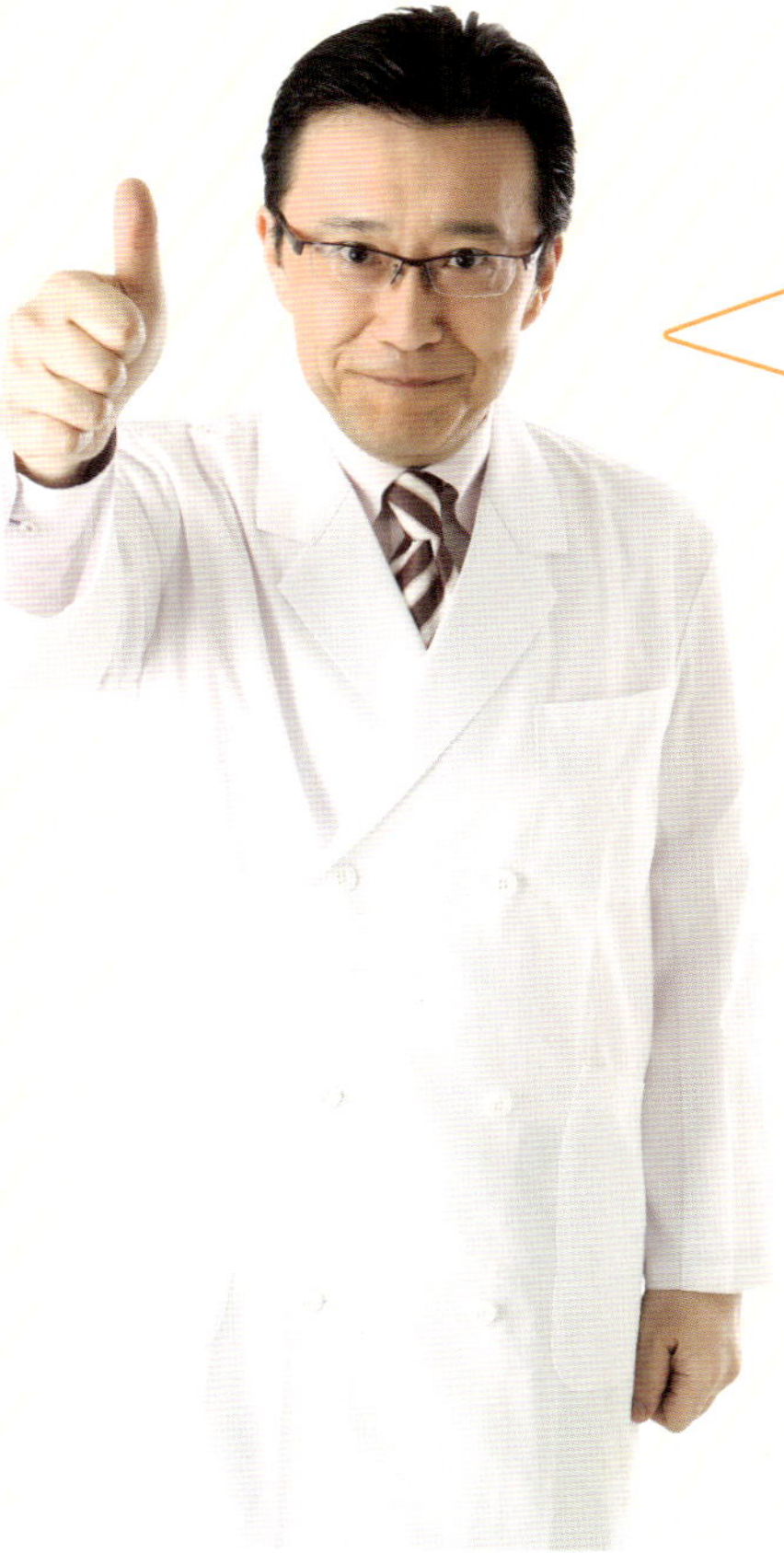

Lesson 1

座って体操

1 速い横

目線を変えたときのふらつきを治す

こんな症状に効く！

横書きの文字を読んでクラッ

どんなことをするの？

左右交互に素早く目を動かす

20回

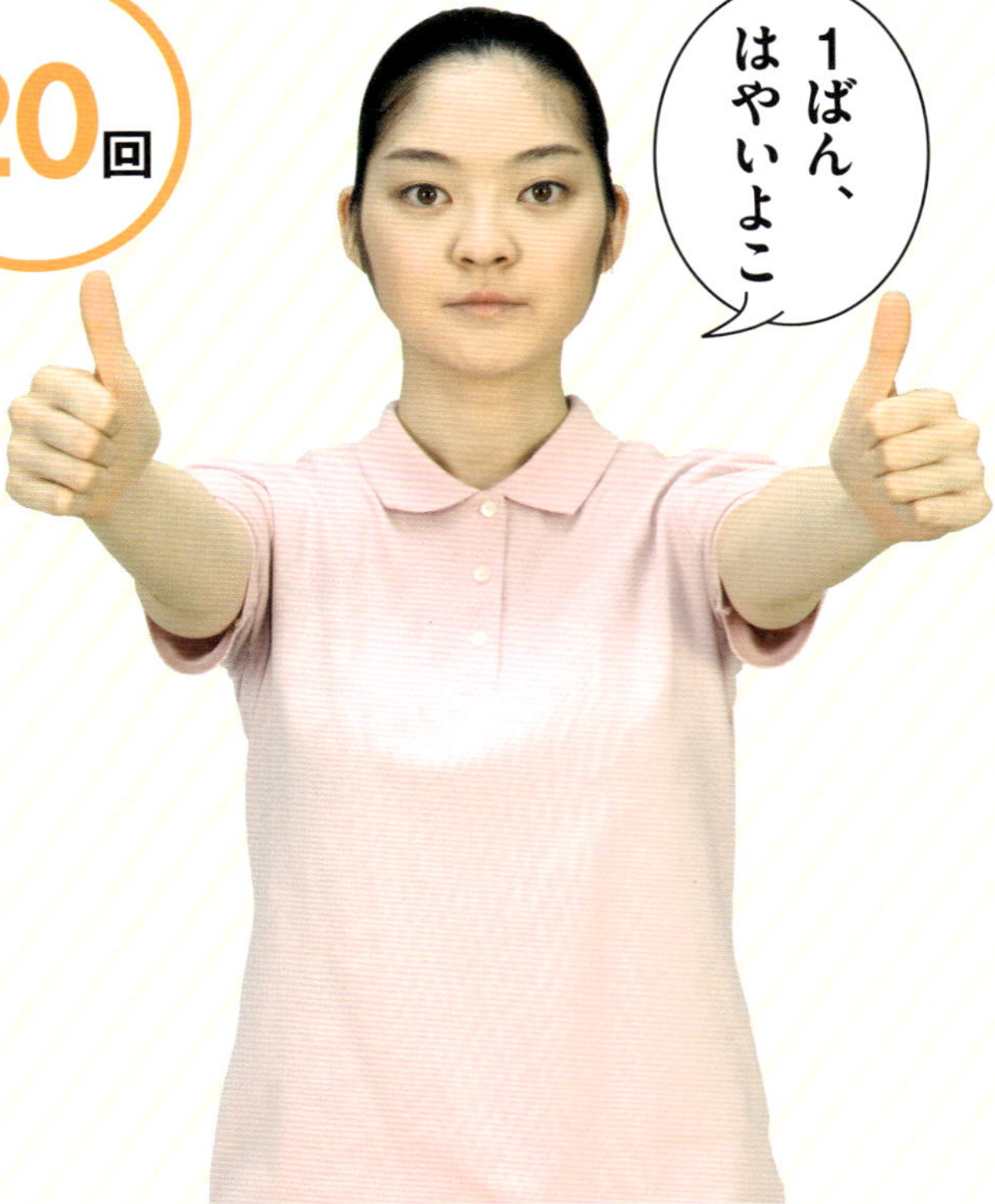

両手を肩幅に開く。両方の手は、グーを作り親指を立たせる。最初に体操の名前を声に出して言おう

爪をちゃんと見る。親指に目印となるものを塗ろう！

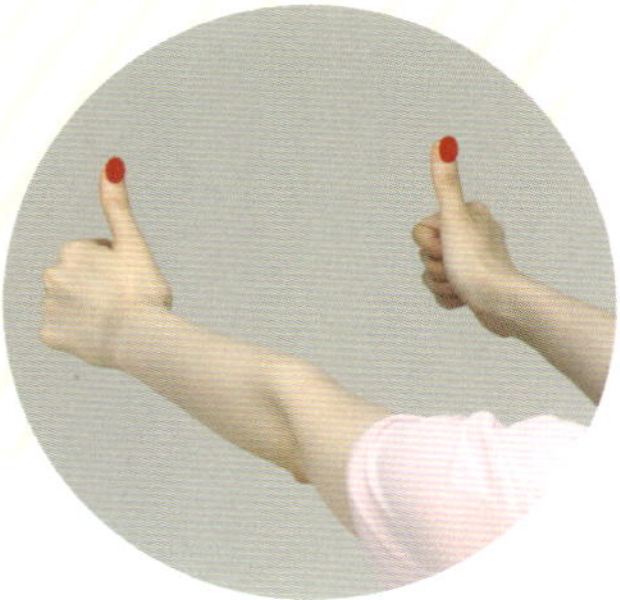

注意点

- 目だけで、左右の親指の爪を追う。
- ひじは伸ばす。頭は絶対動かさない。
- 20回行なう。1から20まで声に出して数える。

1秒間で1数えるリズムで。慣れてきたらスピードアップ！

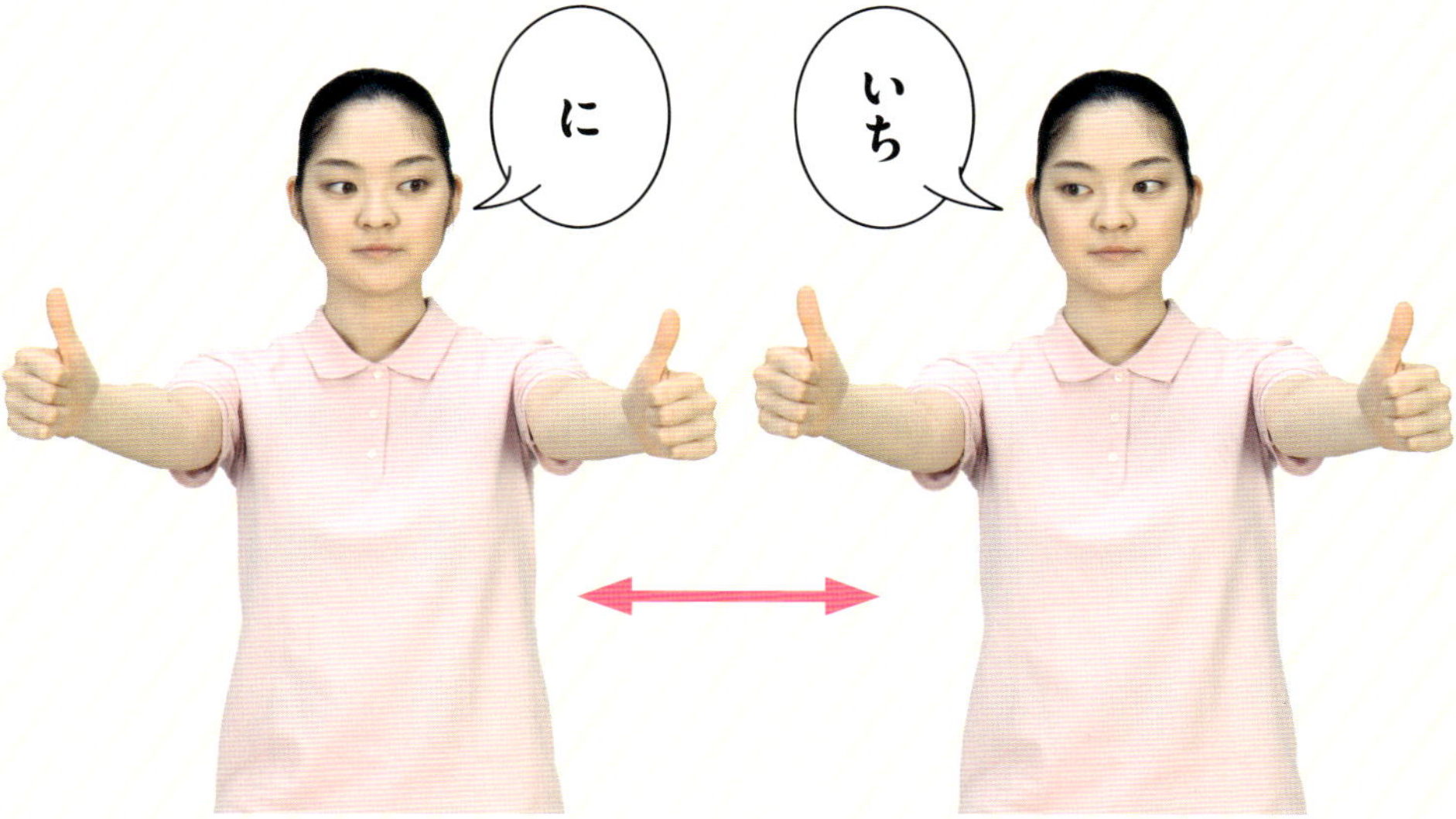

左の親指の爪を見る　　右の親指の爪を見る

目の動きに注目

右 ←　**正面**　→ **左**

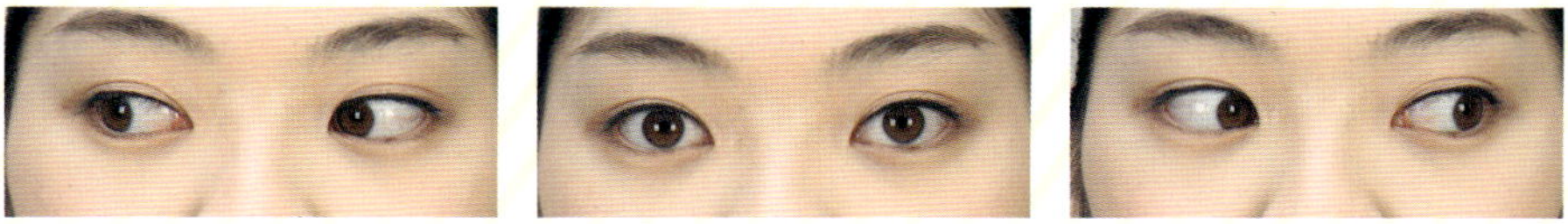

Lesson 1 座って体操

2 速い縦

目線を変えたときのふらつきを治す

こんな症状に効く！

縦書きの文字を読んでクラッ

どんなことをするの？

上下交互に素早く目を動かす

20回

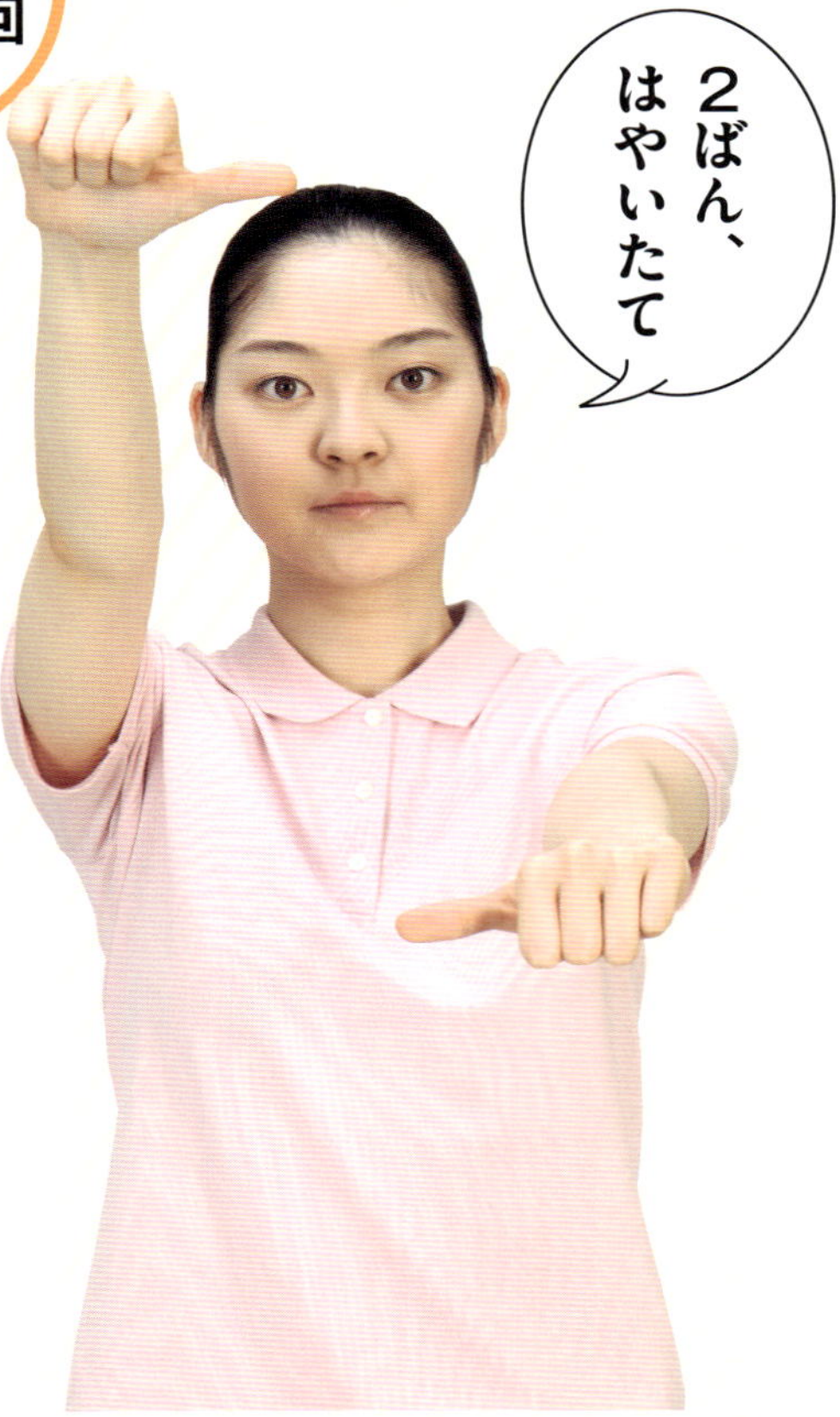

利き手を上にする。親指は横に寝かせるようにする。最初に体操の名前を声に出して言おう

注意点

- 目だけを動かし、上下の親指の爪を追う。
- 20回行なう。1から20まで声に出して数える。
- ひじは伸ばす。頭は絶対動かさない。

1秒間で1数えるリズムで。慣れてきたらスピードアップ！

目の動きに注目

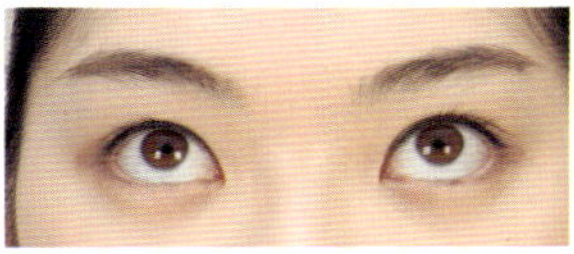

上

正面

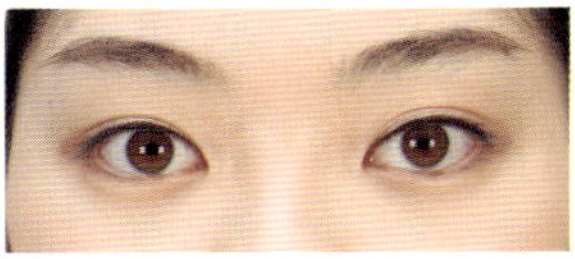

下

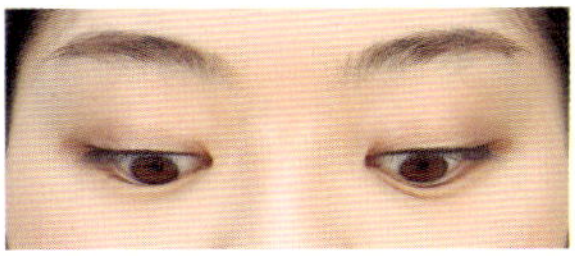

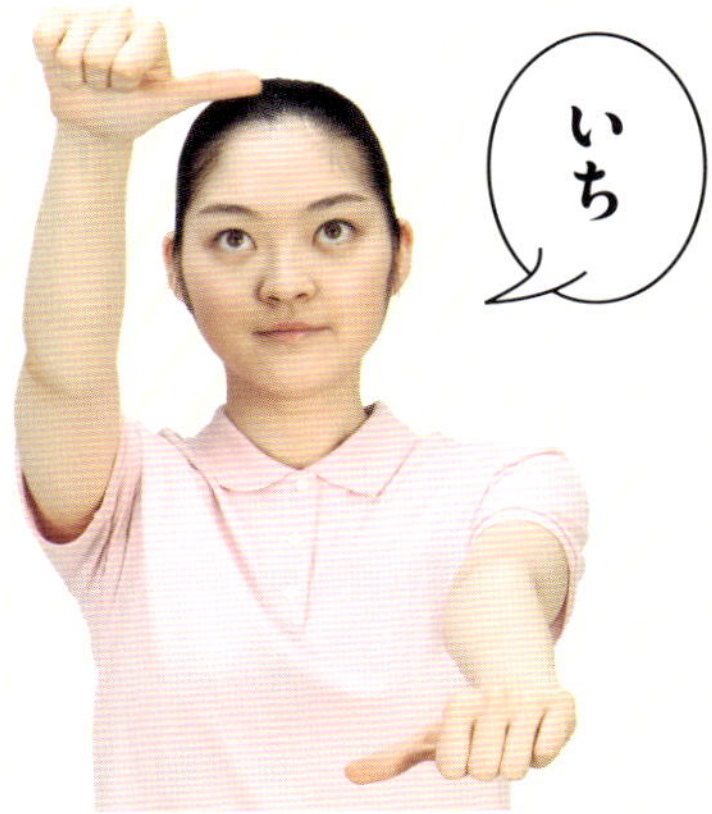

上の親指の爪を見る

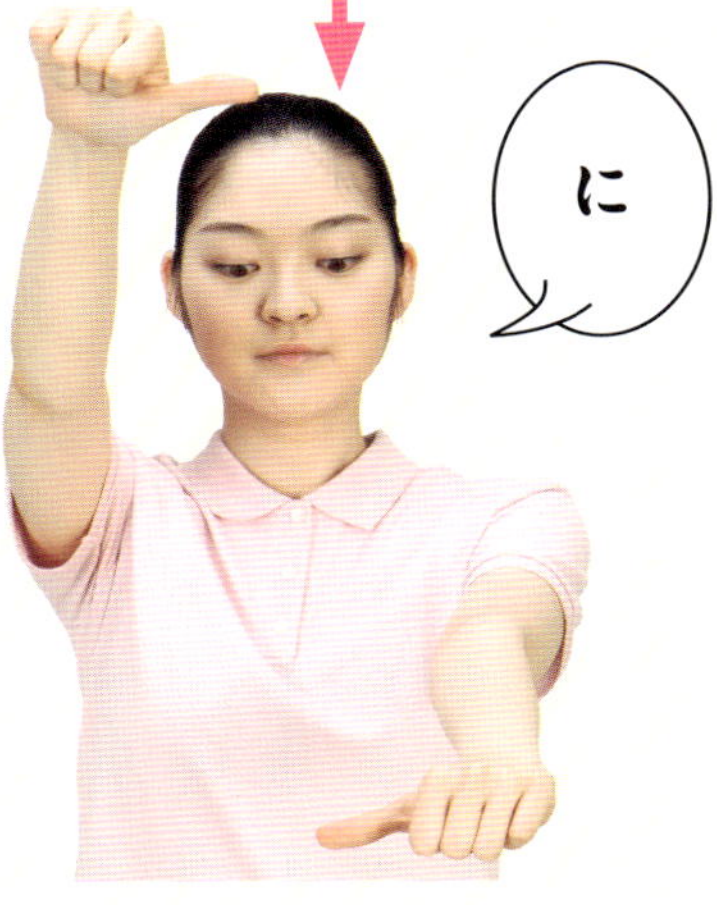

下の親指の爪を見る

Lesson 1 座って体操

3 ゆっくり横

目線を変えたときのふらつきを治す

どんなことをするの？

ゆっくりと左右交互に目を動かす

20回

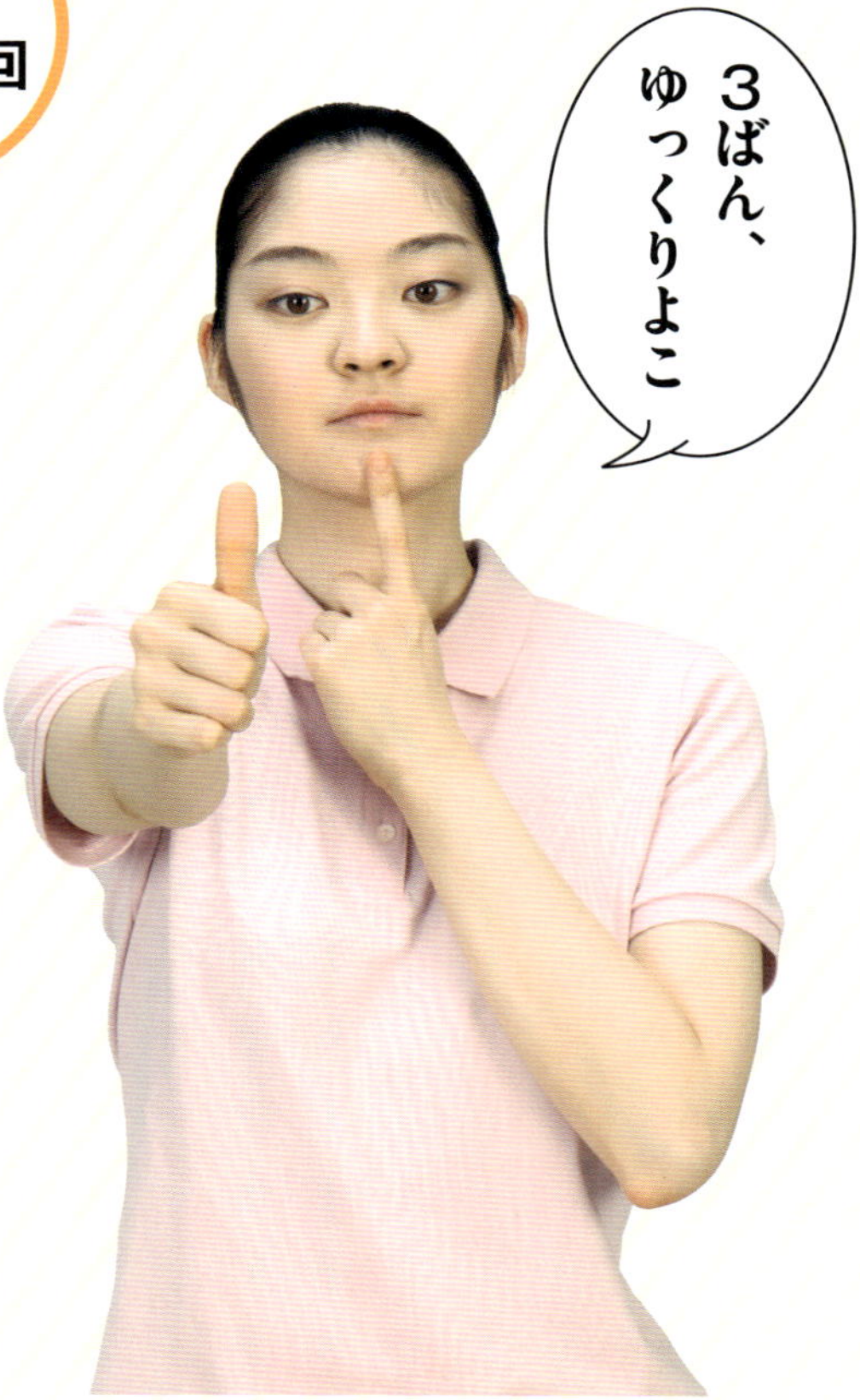

左手のひとさし指であごをおさえる。右手を左右に動かす。最初に体操の名前を声に出して言おう

こんな症状に効く！

電車の窓から景色を見ていてクラッ

注意点

- 目だけを動かし、左右の親指の爪を追う。腕は左右に30度くらい動かす。
- 20回行なう。1から20まで声に出して数える。
- ひじは伸ばす。頭は絶対動かさない。

1秒間で1数えるリズムで。慣れてきたらスピードアップ！

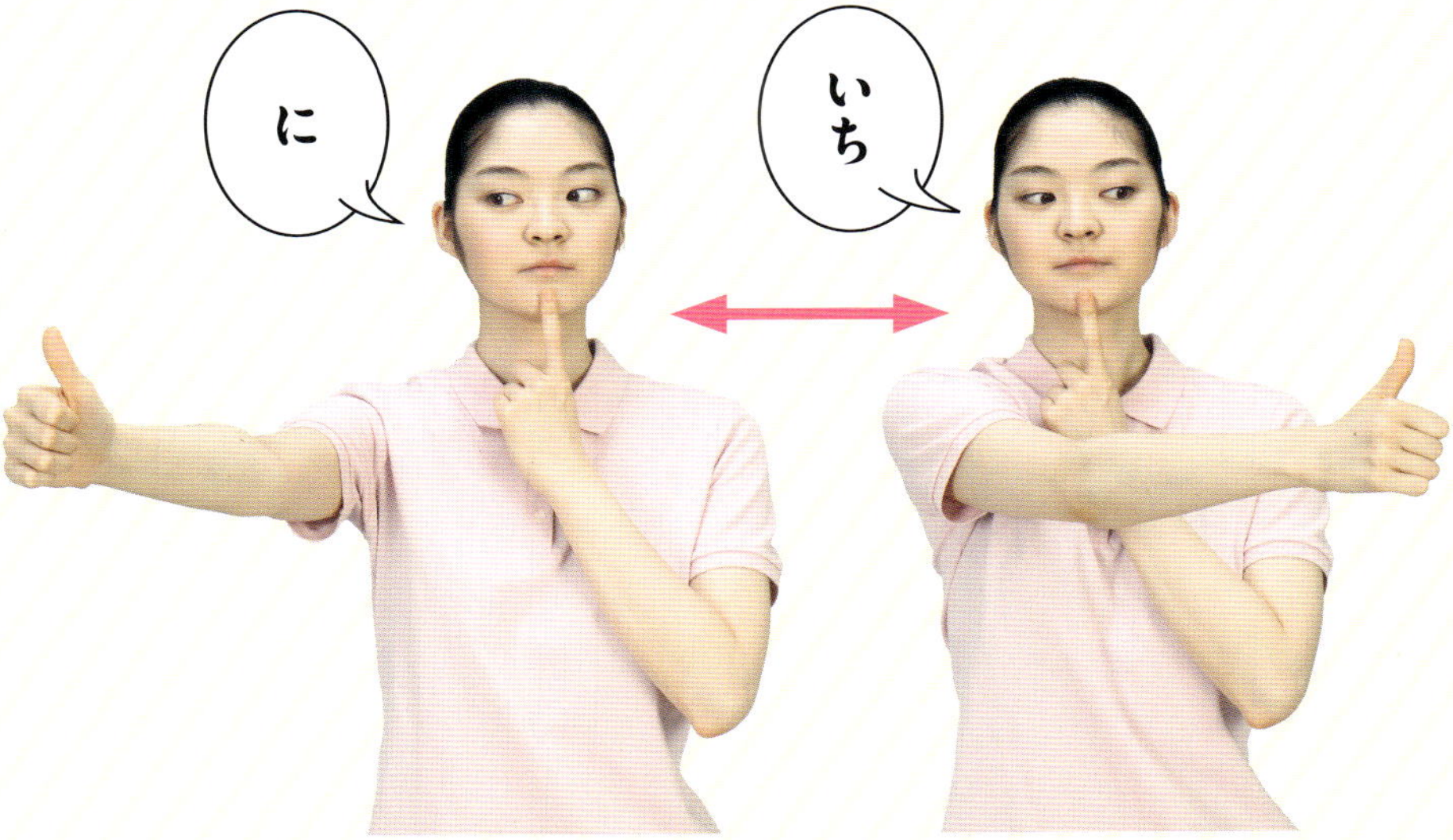

右に動かした親指の爪を見る　　左に動かした親指の爪を見る

目の動きに注目　親指の爪をていねいに見る

右 ← **正面** → **左**

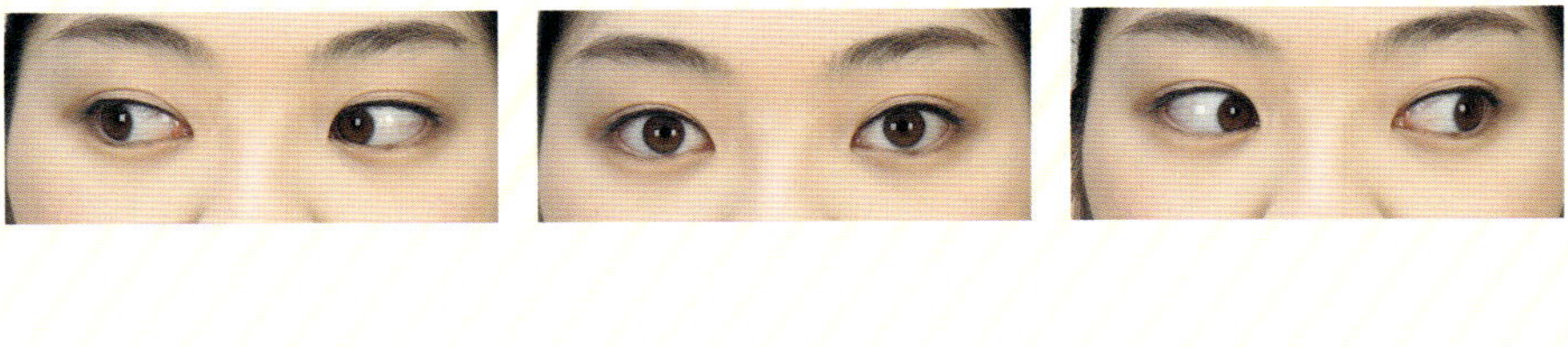

Lesson 1 座って体操

4 ゆっくり縦

目線を変えたときのふらつきを治す

こんな症状に効く！

外の景色が見えるエレベーターでクラッ

どんなことをするの？

〔ゆっくりと上下交互に目を動かす〕

20回

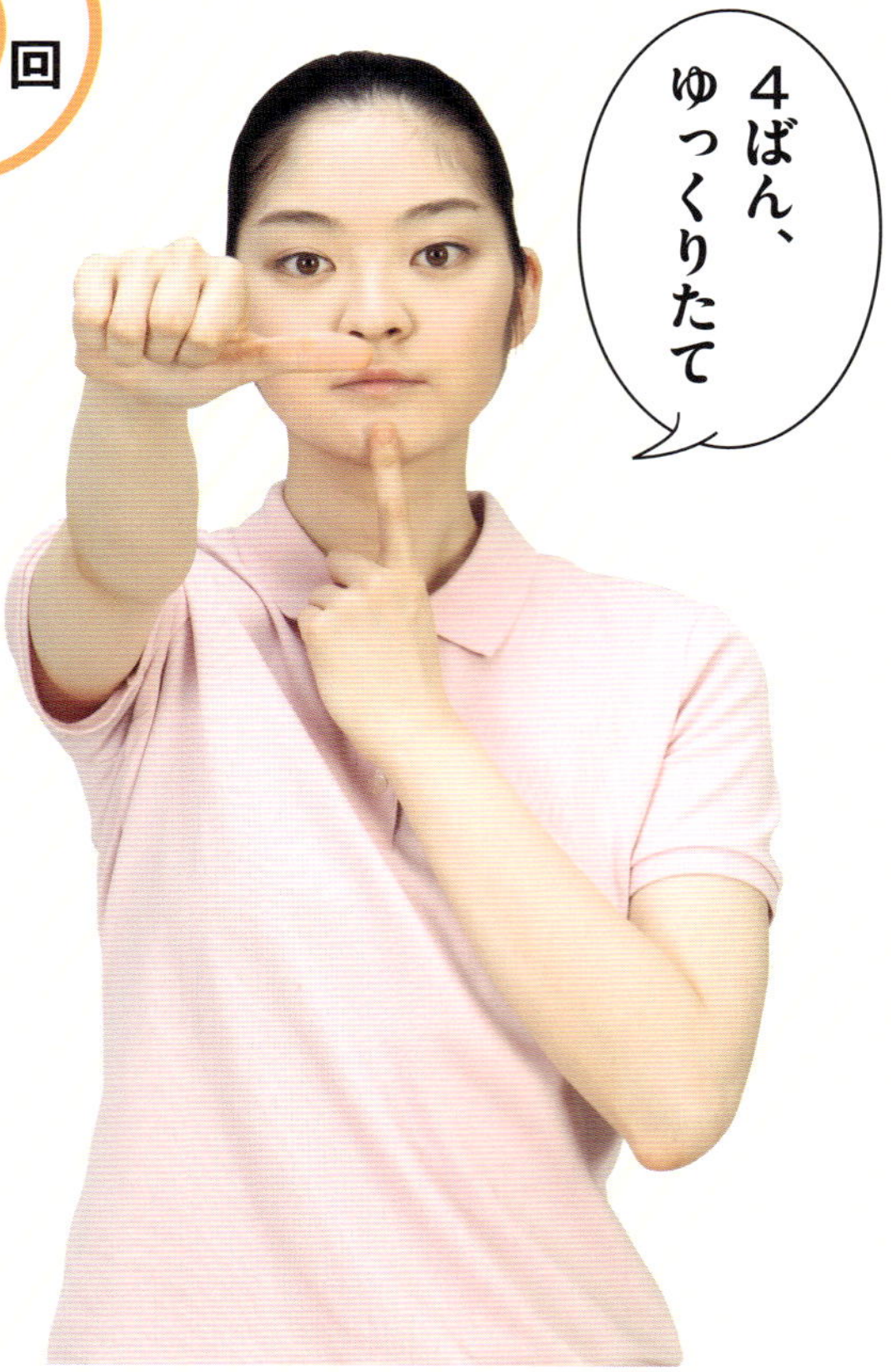

左手のひとさし指であごをおさえる。右手を上下に動かす。最初に体操の名前を声に出して言おう

注意点

- 目だけを動かし、上下の親指の爪を追う。
- 20回行なう。1から20まで声に出して数える。
- ひじは伸ばす。頭は絶対動かさない。

1秒間で1数えるリズムで。慣れてきたらスピードアップ！

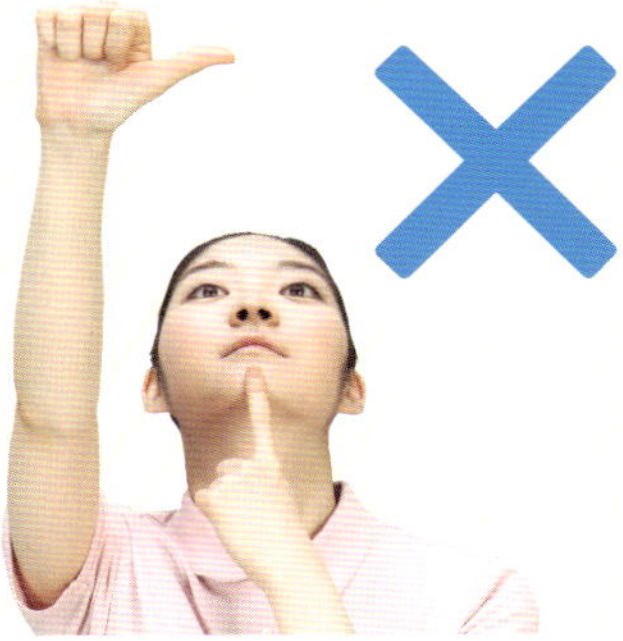

頭を動かし、上を見ても効果はない

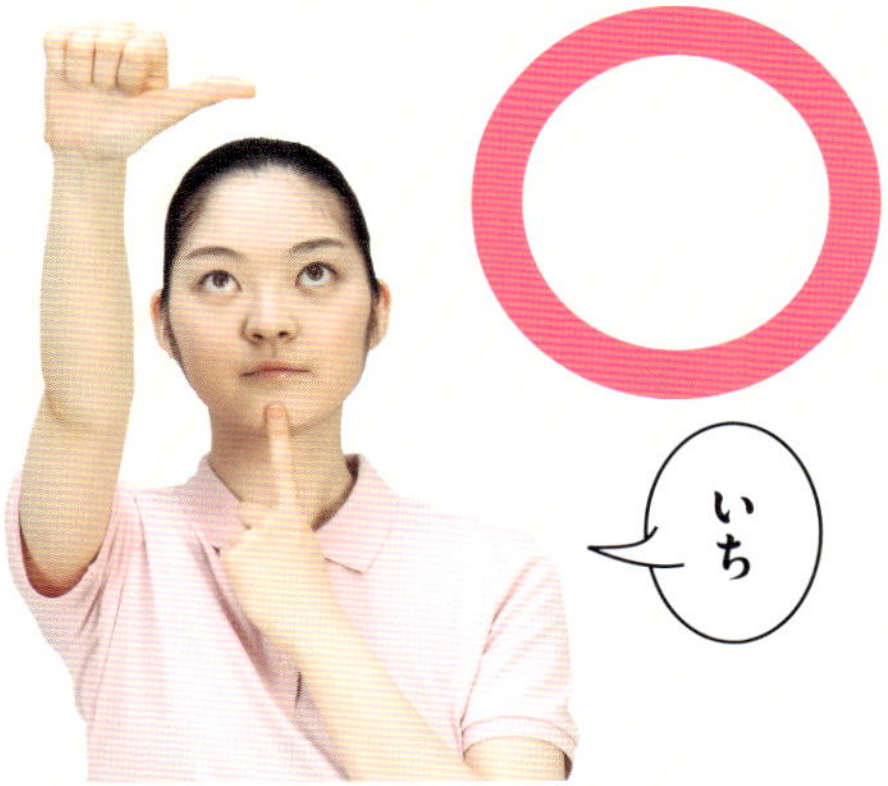

目だけで、上の親指の爪を見る

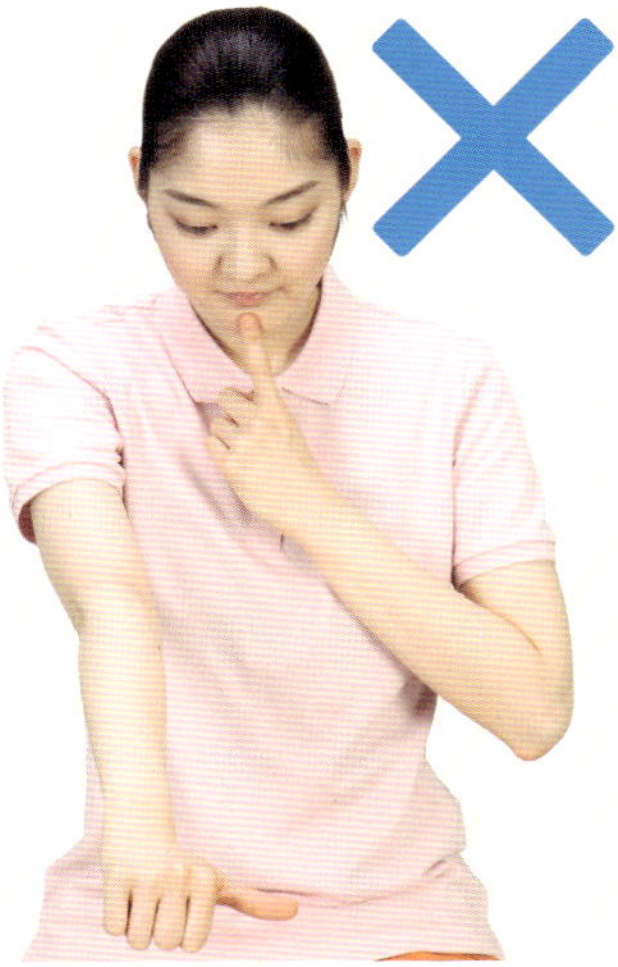

頭を動かし、下を見ても効果はない

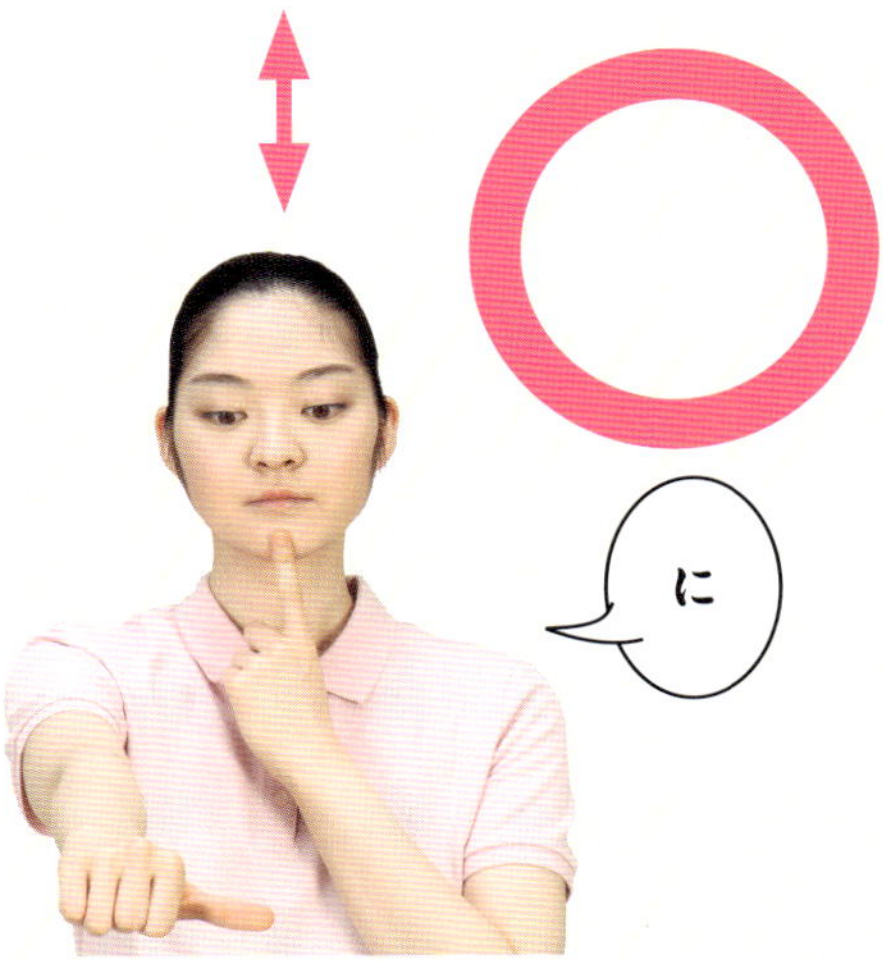

目だけで、下の親指の爪を見る

Lesson 1

座って体操

5ふり返る

頭を動かしたときのふらつきを治す

こんな症状に効く！

人に呼ばれふり向くとクラッ

どんなことをするの？

〔親指の爪を見続けながら、首を左右30度回す〕

20回

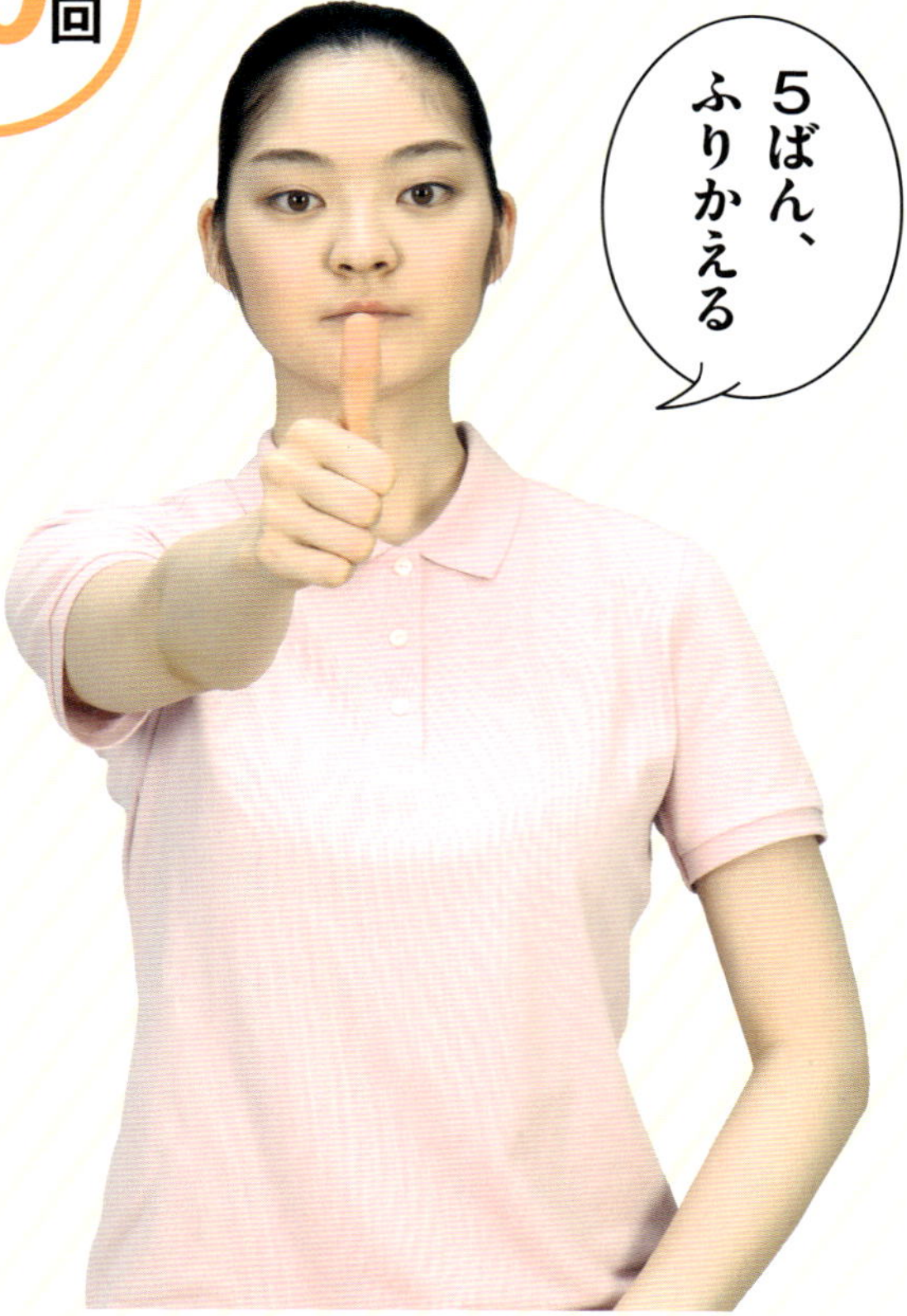

体の正面に右腕を伸ばし、親指を立てる。最初に体操の名前を声に出して言おう

注意点

- 慣れてきたら、ふり返る速さを「ゆっくり」から「実際にふり返る」速さに。
- 20回行なう。1から20まで声に出して数える。
- リハビリ中にクラッときたら効いている証拠！

1秒間で1数えるリズムで。慣れてきたらスピードアップ！

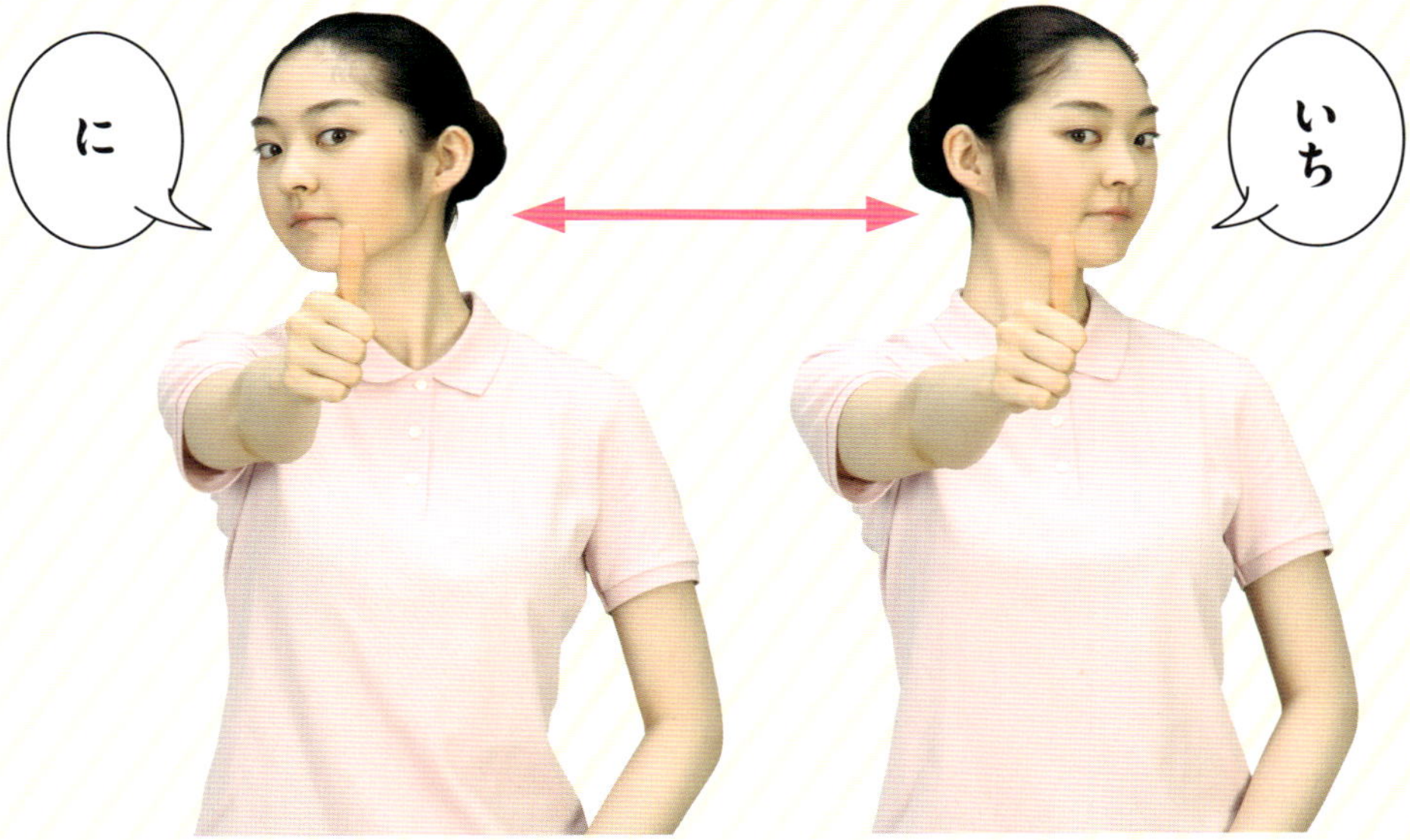

右に回転　　左に回転

下の写真は、頭が動いても目は親指の爪を見続けている様子

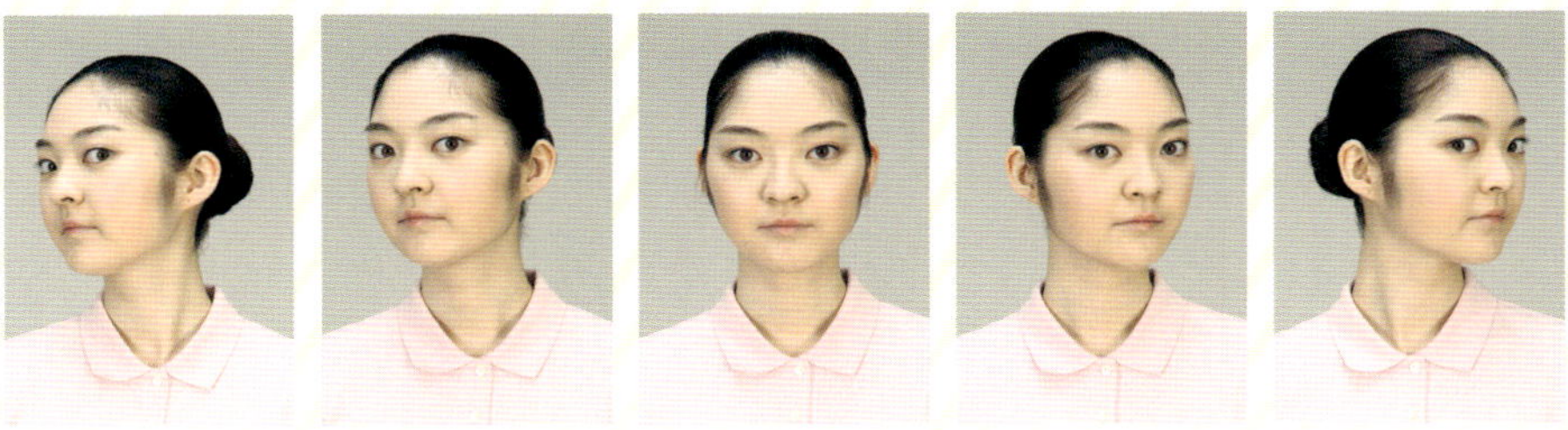

Lesson 1

座って体操

6 上下

頭を動かしたときのふらつきを治す

どんなことをするの？

親指の爪を見続けながら、頭だけ上下に30度動かす

20回

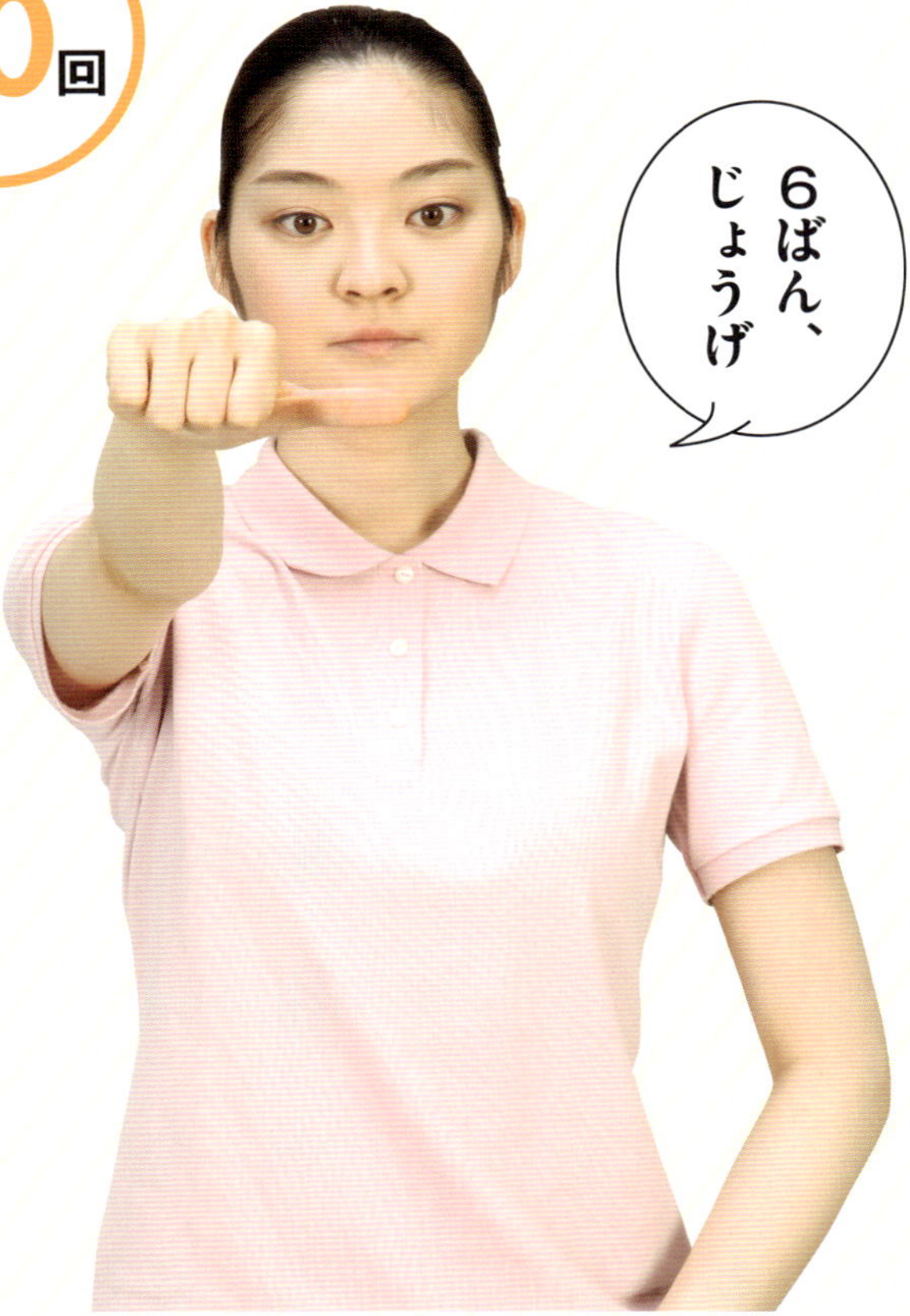

体の正面に右腕を伸ばし、親指を寝かせる。最初に体操の名前を声に出して言おう

こんな症状に効く！

顔を洗う、靴ひもを結ぶなどでフラッ

注意点

- 親指の爪を見つめながら、頭を30度お辞儀する。
- しっかりあごを引く。
- 20回行なう。1から20まで声に出して数える。

1秒間で1数えるリズムで。慣れてきたらスピードアップ！

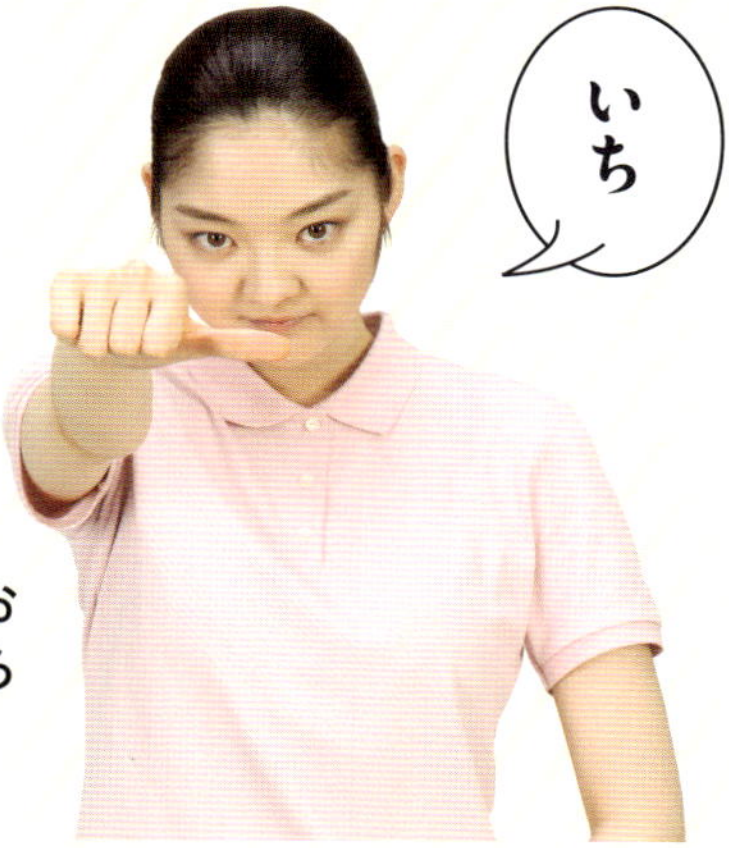

腕を伸ばし、お辞儀をしながら爪だけを見る

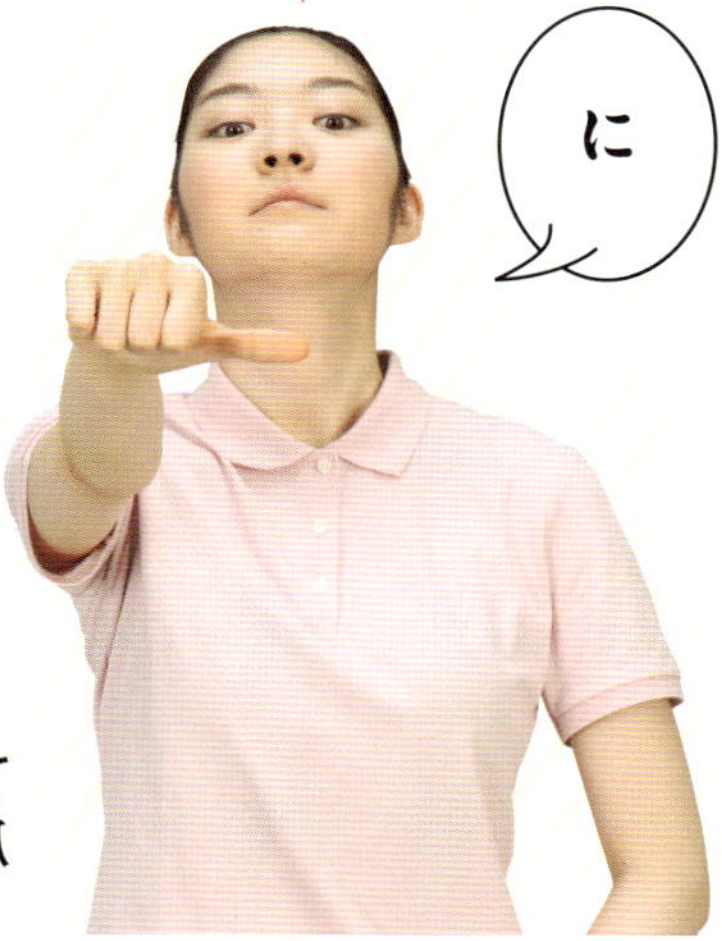

顔を上に上げても、目は常に爪だけを見る

Lesson 1

座って体操

7 はてな

頭を動かしたときのふらつきを治す

どんなことをするの？

〔親指の爪を見続けながら、首を左右ななめに30度かたむける〕

20回

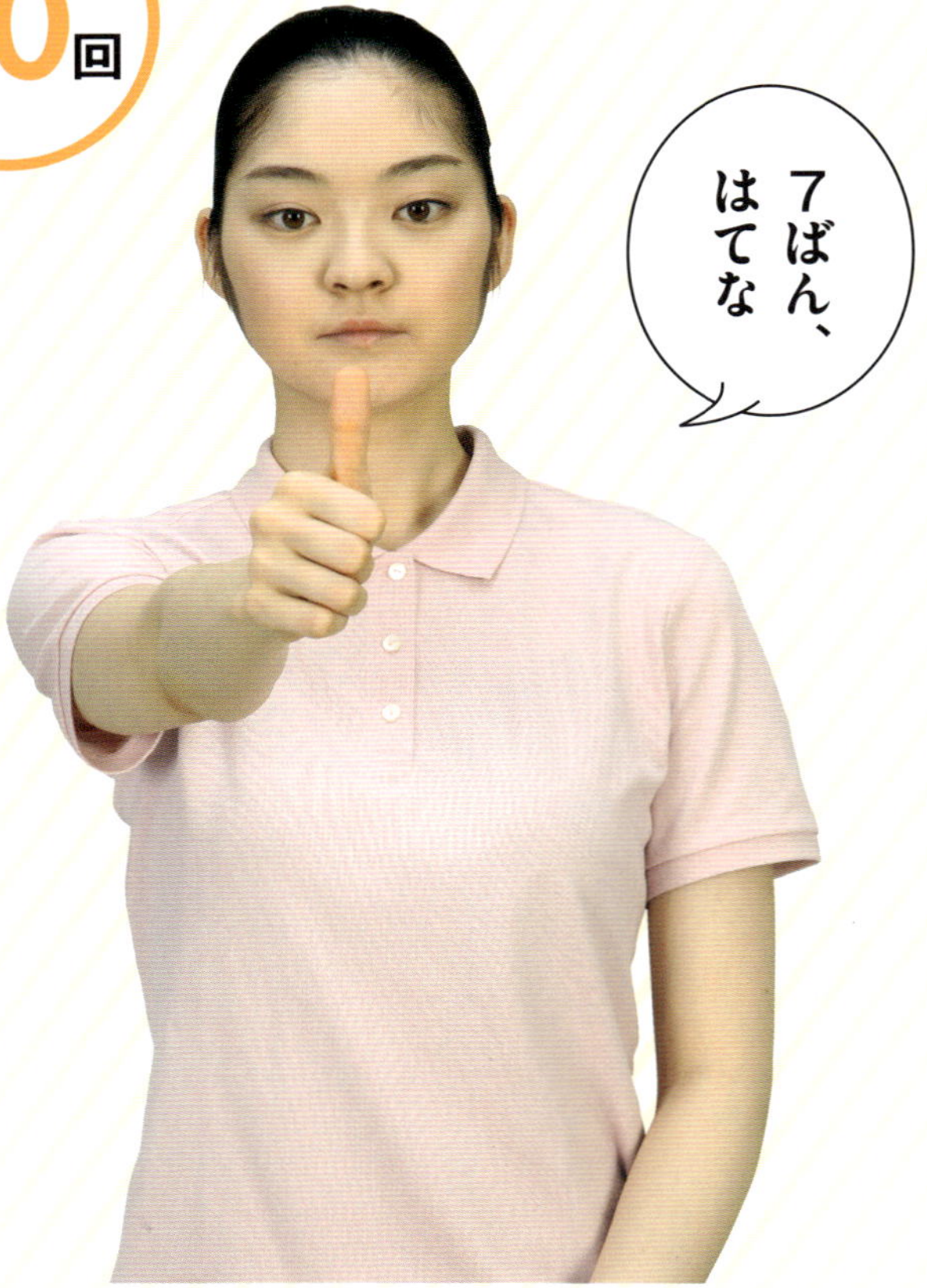

体の正面に右腕を伸ばし、親指を立てる。最初に体操の名前を声に出して言おう

こんな症状に効く！

納得できないときに、首をかしげたらクラッ

注意点

- 目はいつも親指の爪を追う。
- 20回行なう。1から20まで声に出して数える。

1秒間で1数えるリズムで。慣れてきたらスピードアップ！

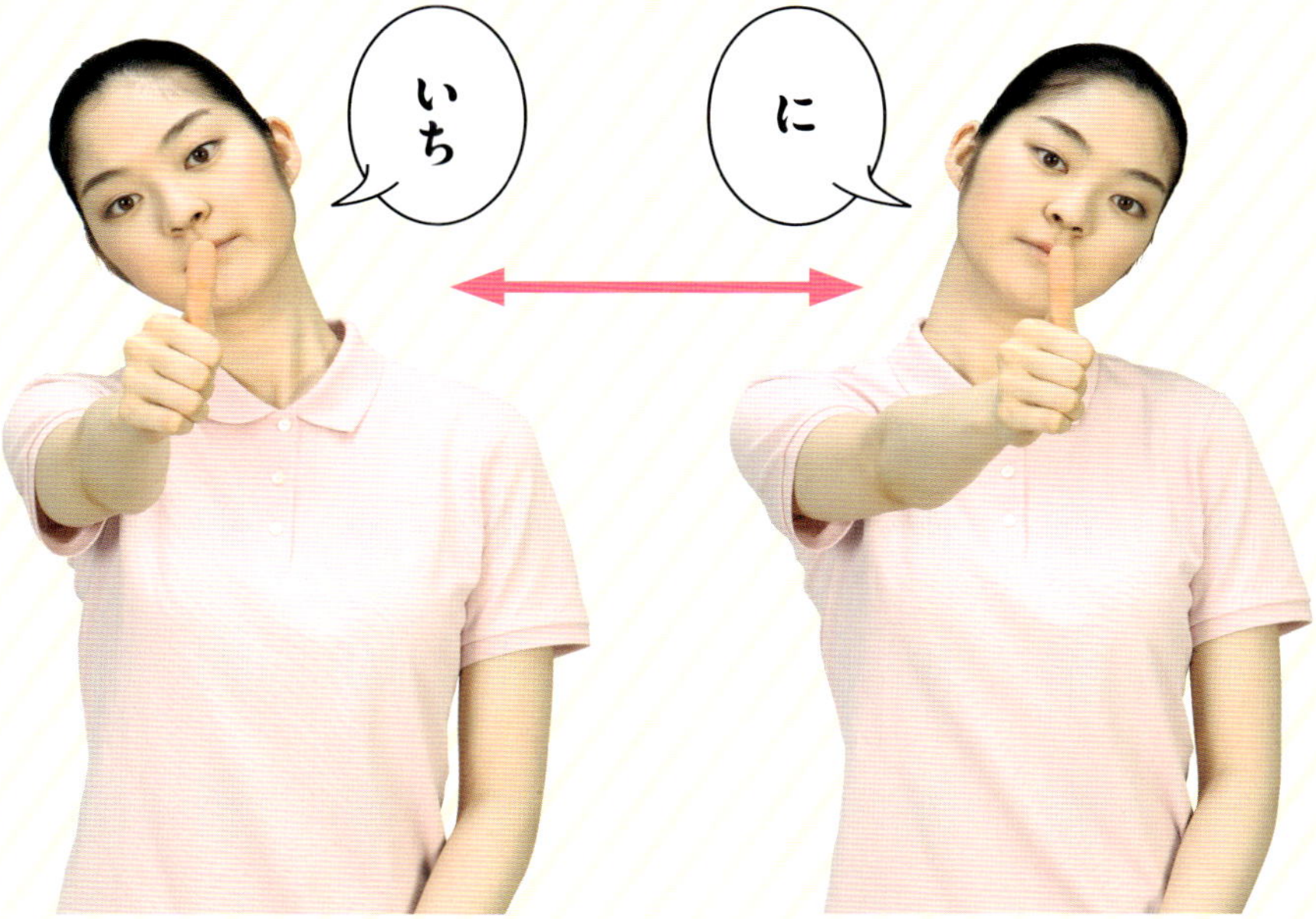

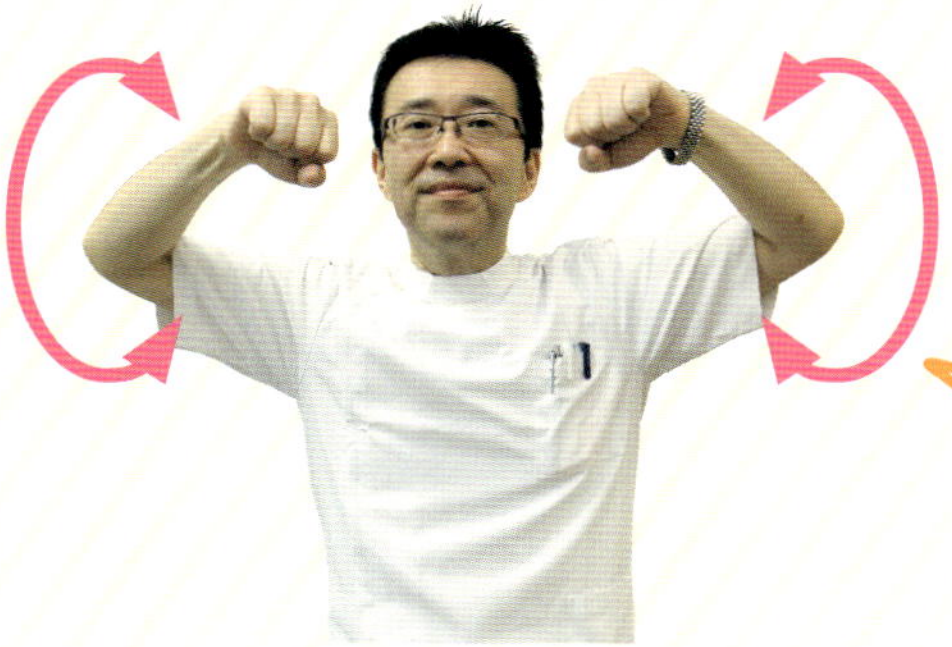

座って体操の1から7が終わったら、肩をぐるぐる回そう！

座って体操の復習

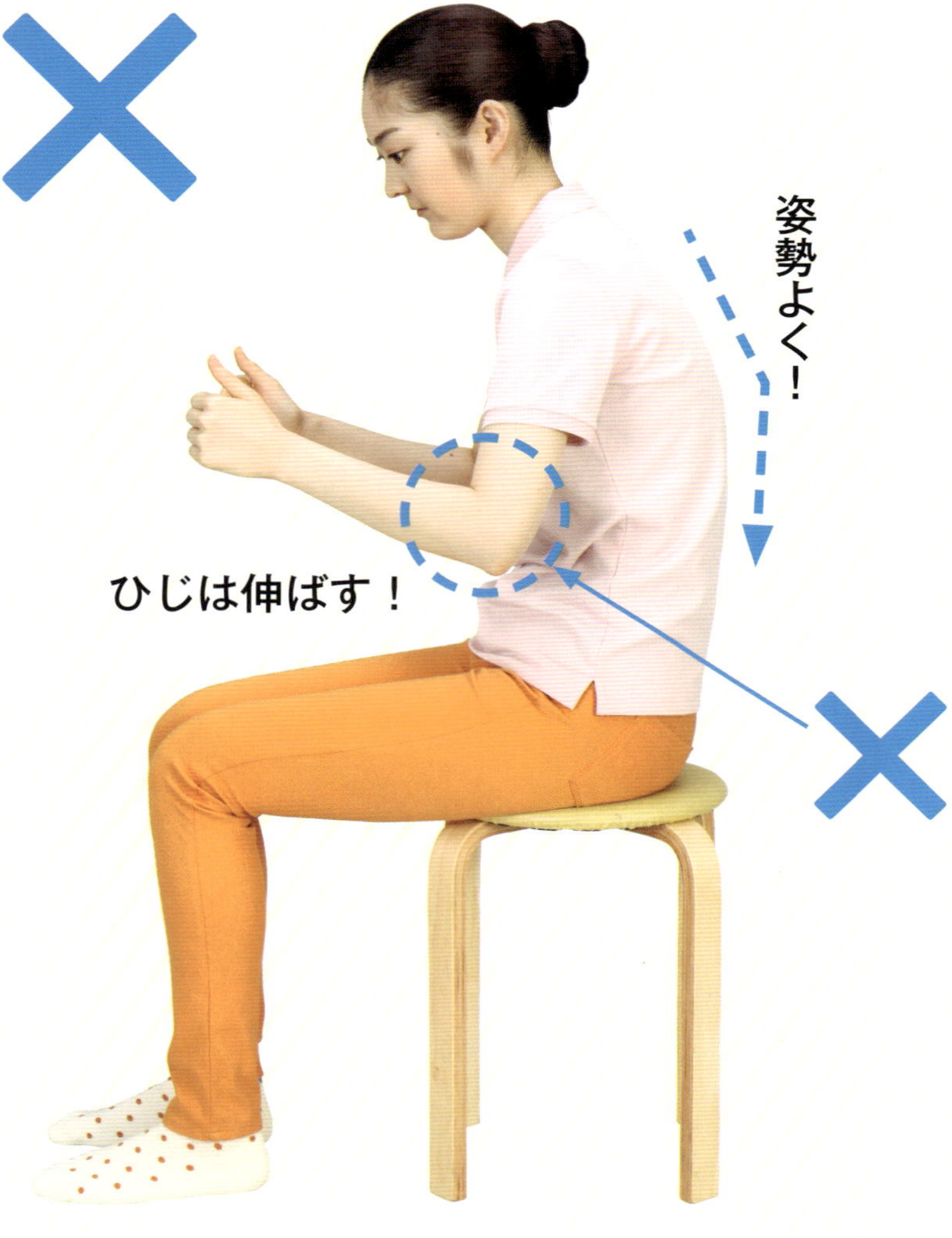

座って体操の復習

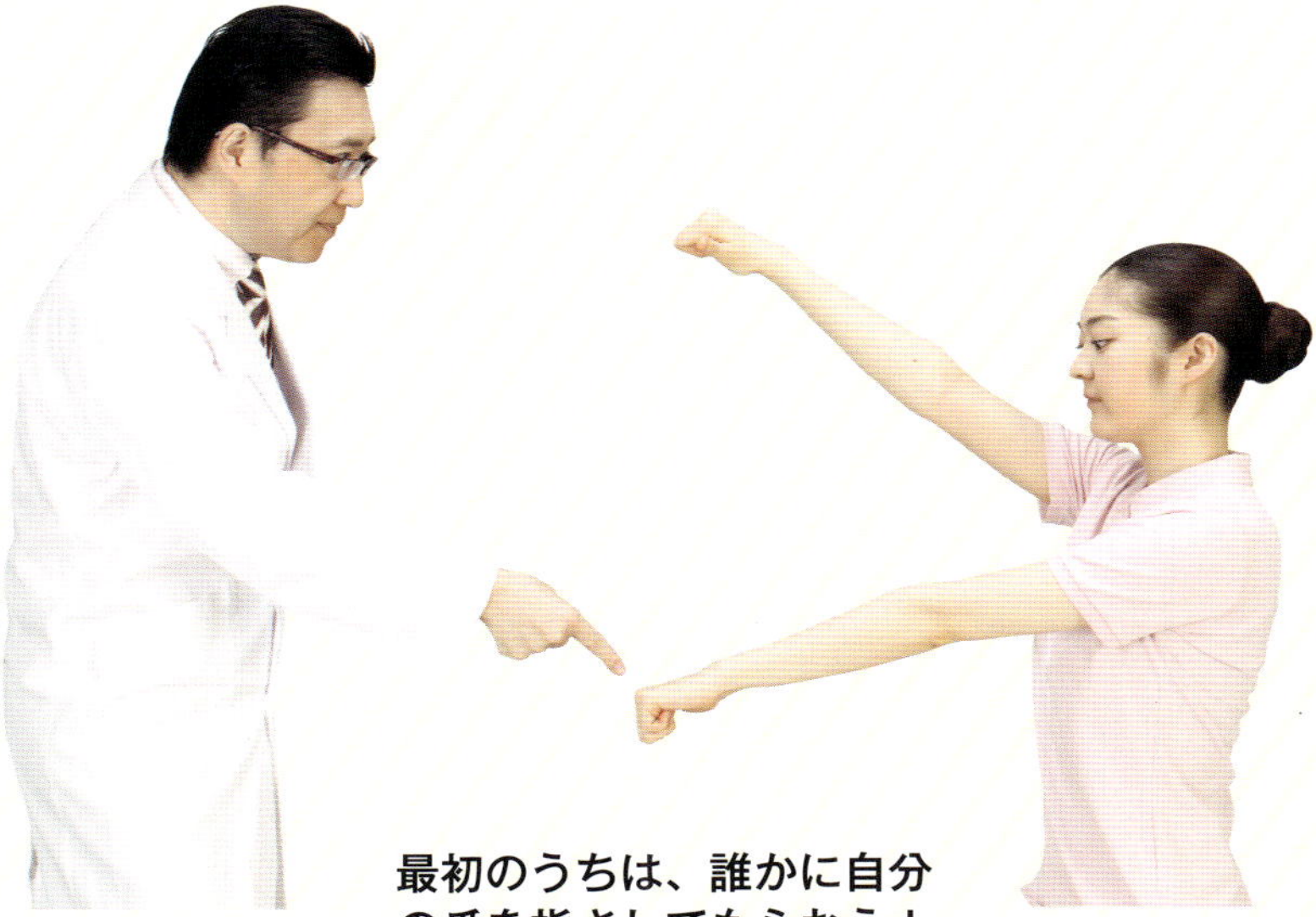

最初のうちは、誰かに自分の爪を指さしてもらおう！

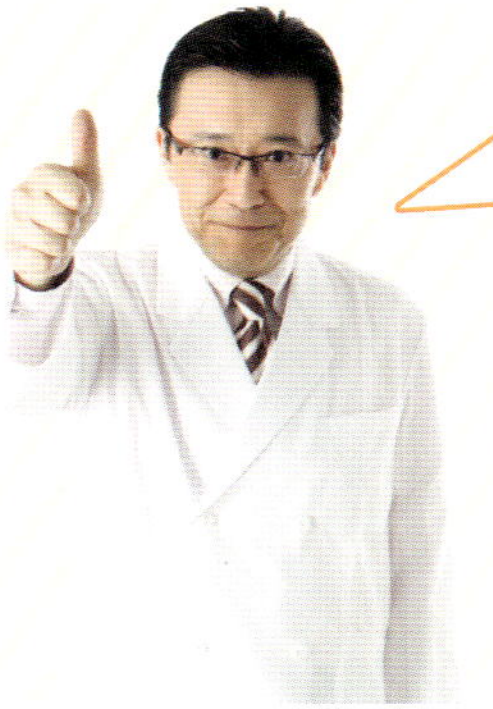

リハビリ中にクラッときたら、それこそがあなたのめまいの症状（短所）に効く体操です。効果を上げるためには短所を改善すべきです！

8 立つ、座る

立ったときのふらつきを治す

どんなことをするの？

〔目を開けたまま、立つ、座るを交互に行なう〕

5回

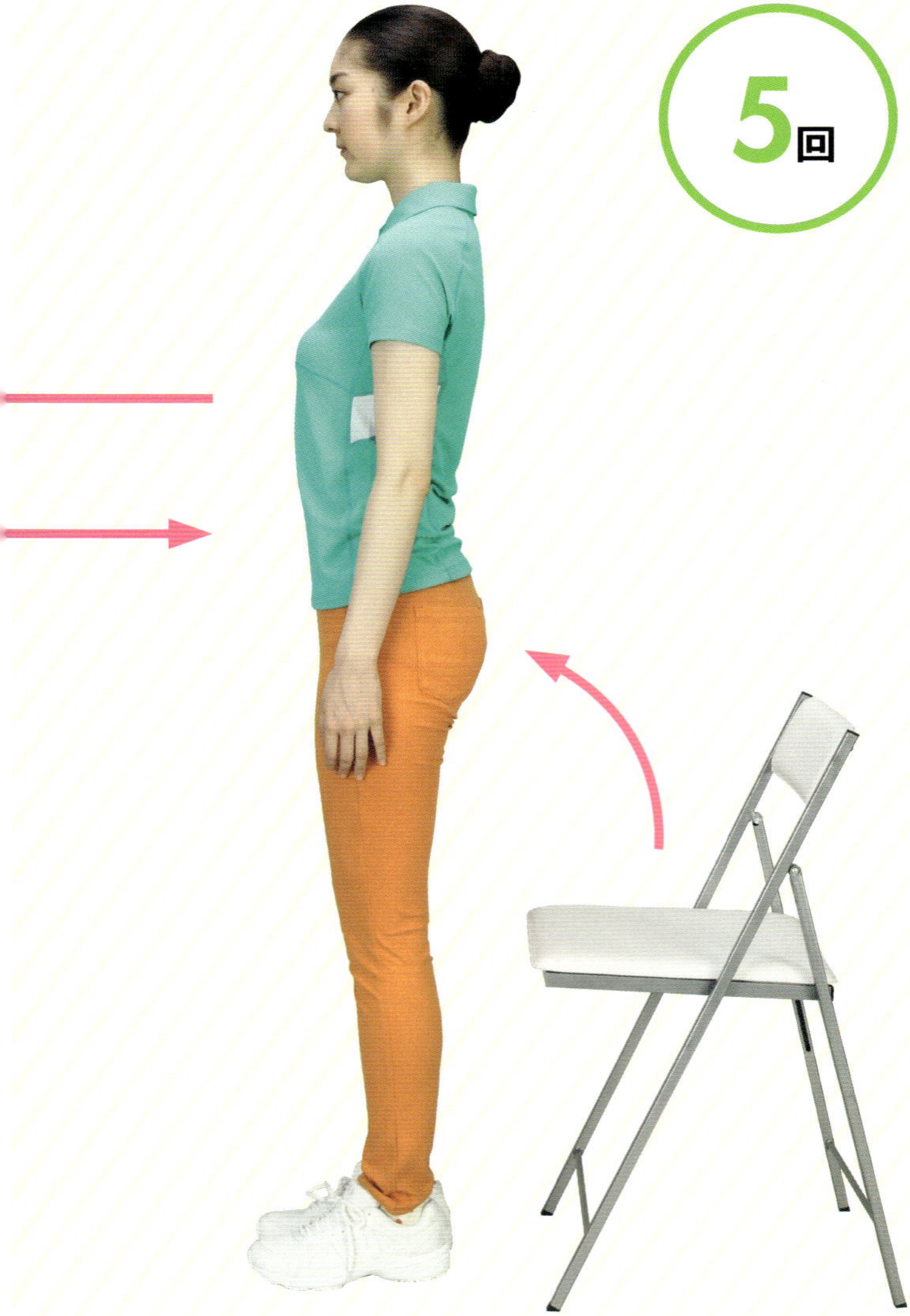

こんな症状に効く！

急に呼ばれて、立ち上がったらクラッ

注意点

- 「立つ」「座る」で１回とし、計５回を10秒以内が目標に。
- 背もたれのあるしっかりした椅子を使う。
- くれぐれも転倒に気をつける。介助の人がいれば、目を閉じても行なってみましょう。

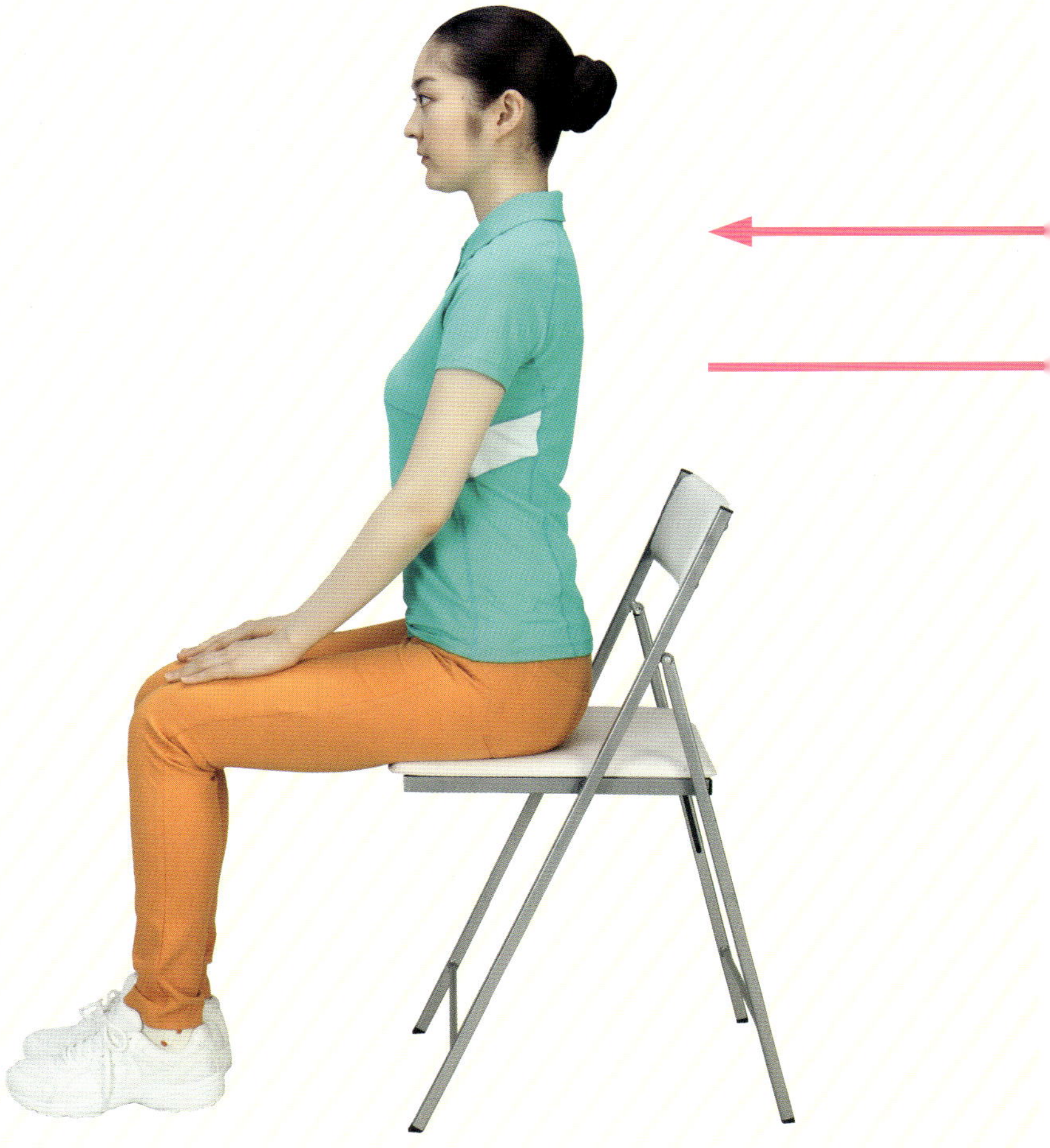

Lesson 2

立って体操

9 立位開脚

立ったときのふらつきを治す

こんな症状に効く！

満員電車などで立ちっぱなしだとクラッ

どんなことをするの？

目を開けたまま、足を開いて30秒立つ。必ず、声を出して30秒数える

30秒

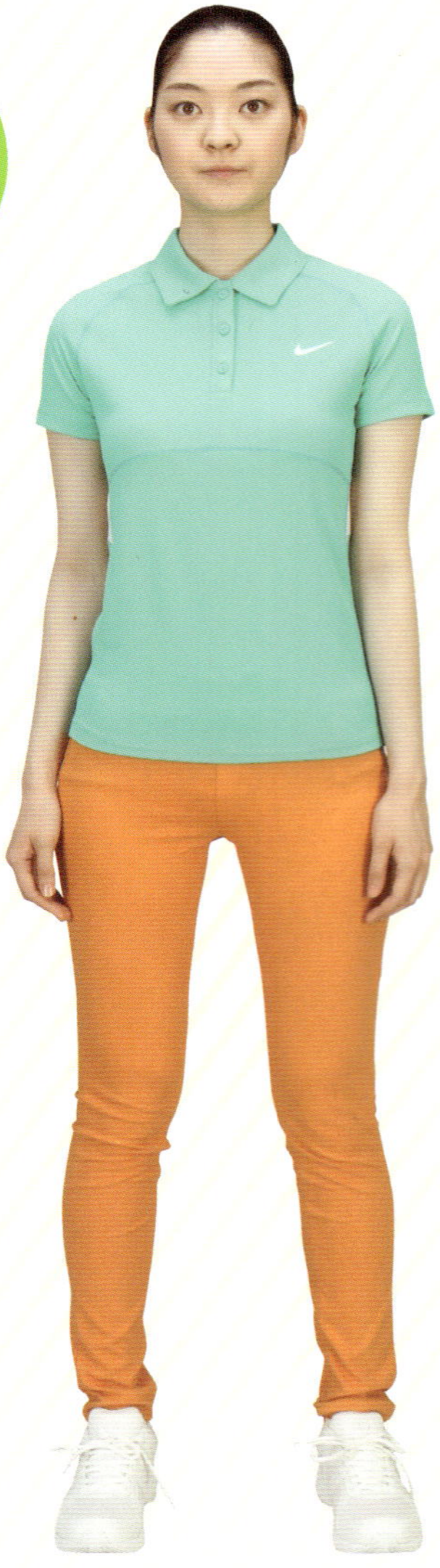

Lesson 2

立って体操

10 立位閉脚

立ったときのふらつきを治す

どんなことをするの？

目を開けたまま、足を閉じて30秒立つ。必ず、声を出して30秒数える

30秒

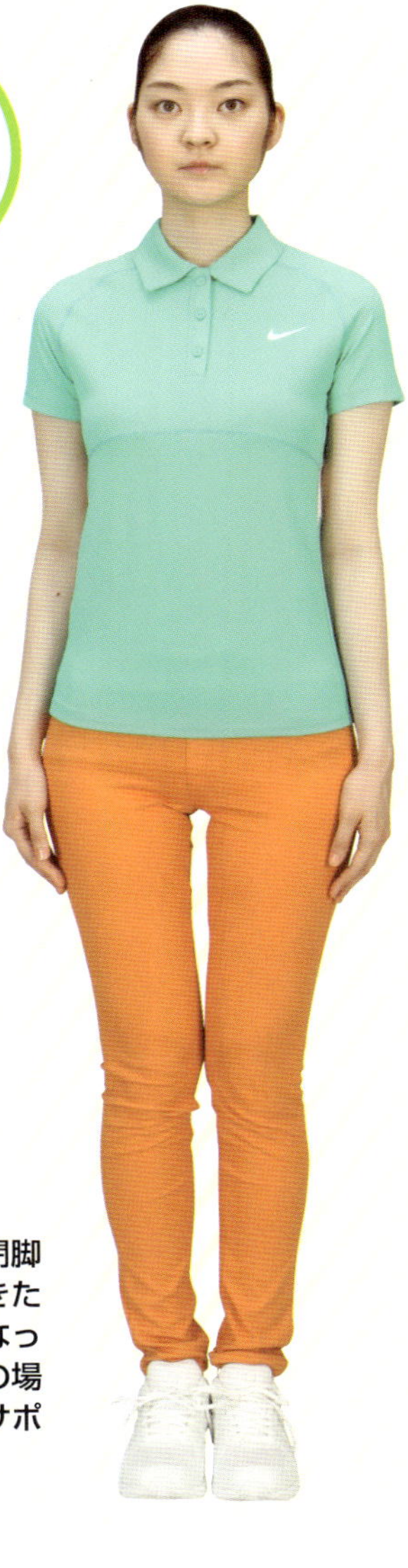

＊立位開脚・立位閉脚ともに、慣れてきたら目を閉じて行なってください。その場合は、介助者のサポートが必要です。

こんな症状に効く！

満員電車などで立ちっぱなしだとクラッ

Lesson 2

立って体操

11 50歩足踏み

立ったときのふらつきを治す

どんなことをするの？

〔目を閉じ、その場で声を出し数えながら50歩足踏みをする〕

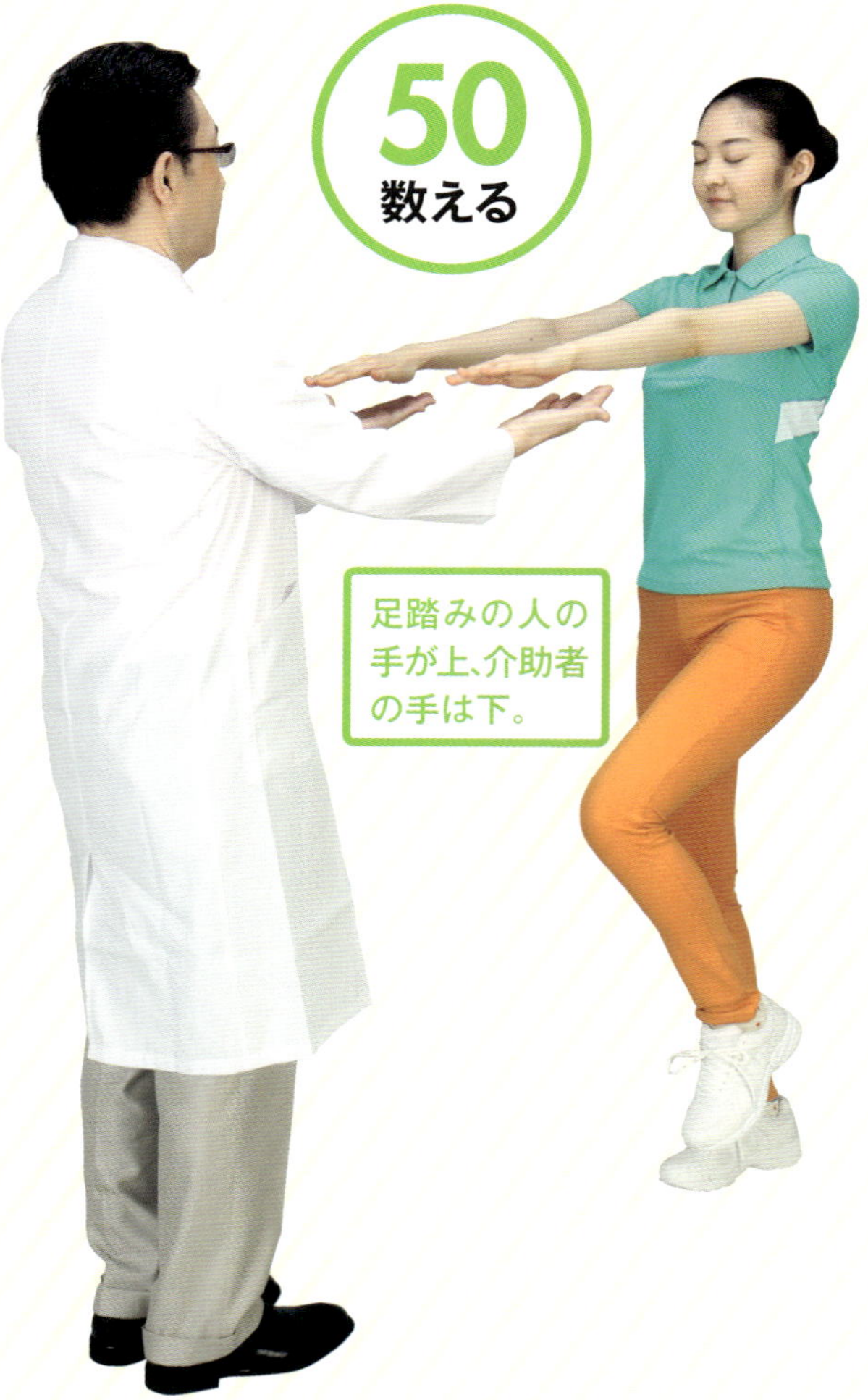
50
数える
足踏みの人の手が上、介助者の手は下。

こんな症状に効く！

外出してもめまいがしないかの見きわめ

＊転倒防止のため、必ず介助者と一緒に行なう。介助者は、足踏み中の人に触れないようにしながらも、危険なときは手助けしてください。

50歩足踏み後、目を開けてください。あなたがいる場所は、最初の場所からどのくらいずれていますか？

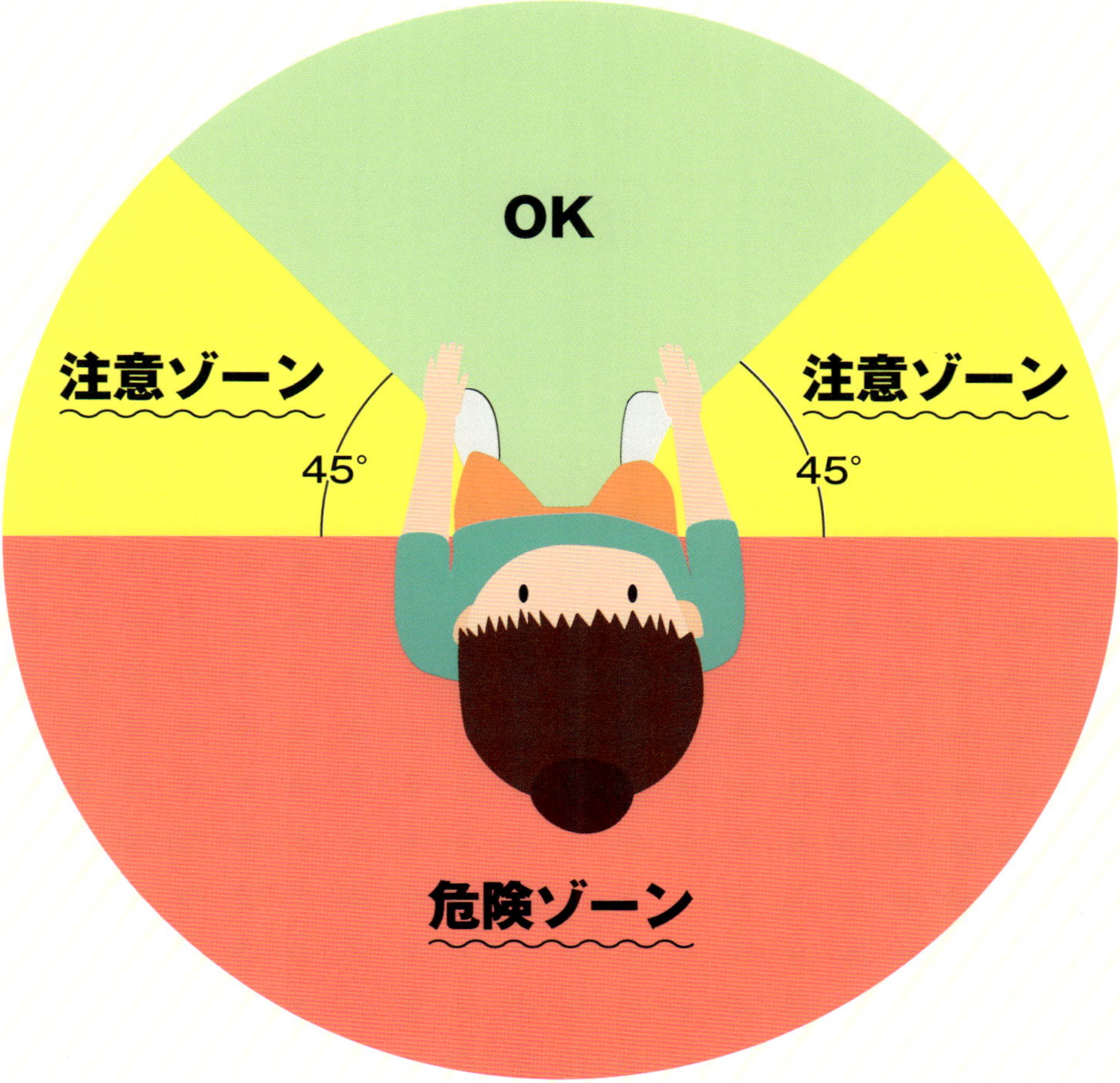

●**左右45度以内→外出しても大丈夫**

●**左右45～90度→近場の外出なら大丈夫**

●**それ以外→今日の外出は控えましょう**

Lesson 2

立って体操

12 継《つ》ぎ足

立ったときのふらつきを治す

どんなことをするの？

片足のつま先と反対の足のかかとをつけ、30秒間立つ

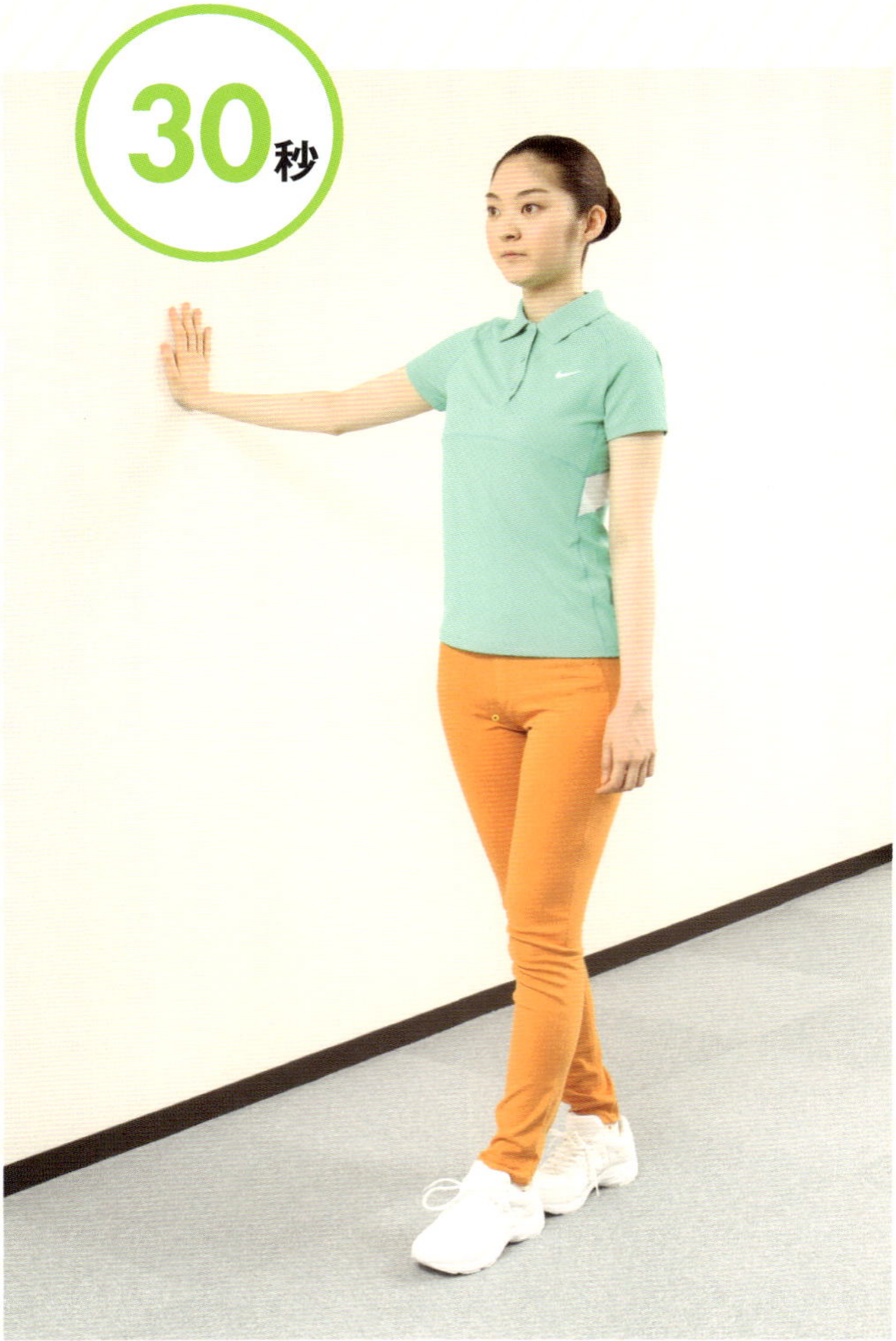

左足が前

こんな症状に効く！

デパートの食品売り場など、人が混雑している場所でうまく歩けない

88ページ参照

注意点

- 無理をしないで、壁に手を当て支えにする。
- 1から30まで、ゆっくりと大きな声で数える。
- 慣れてきたら、支えを指1本にしてみよう。

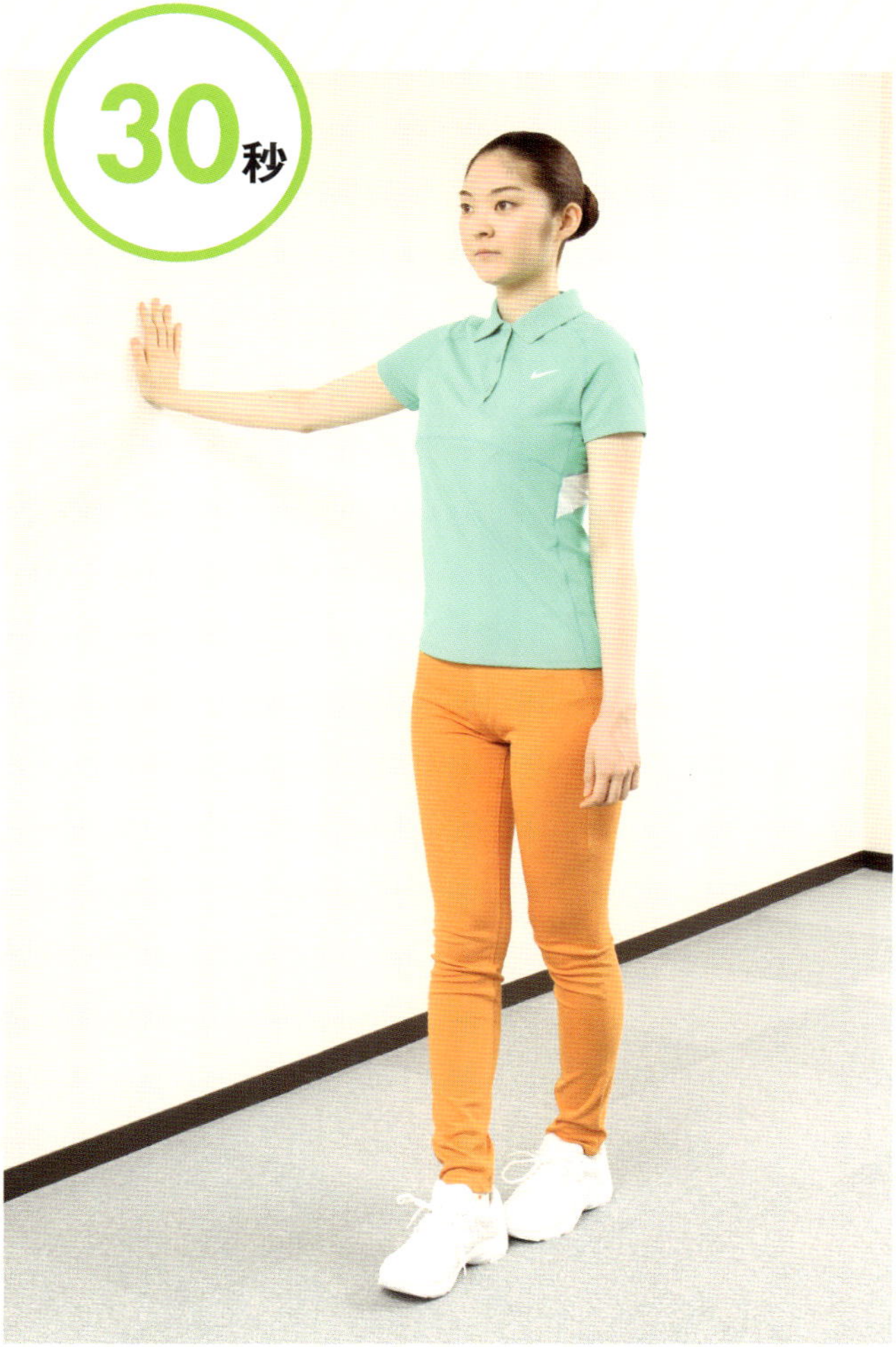

右足が前

Lesson 2

立って体操

13 片足立ち

立ったときのふらつきを治す

どんなことをするの？

目を開けて片足で、30秒間立つ

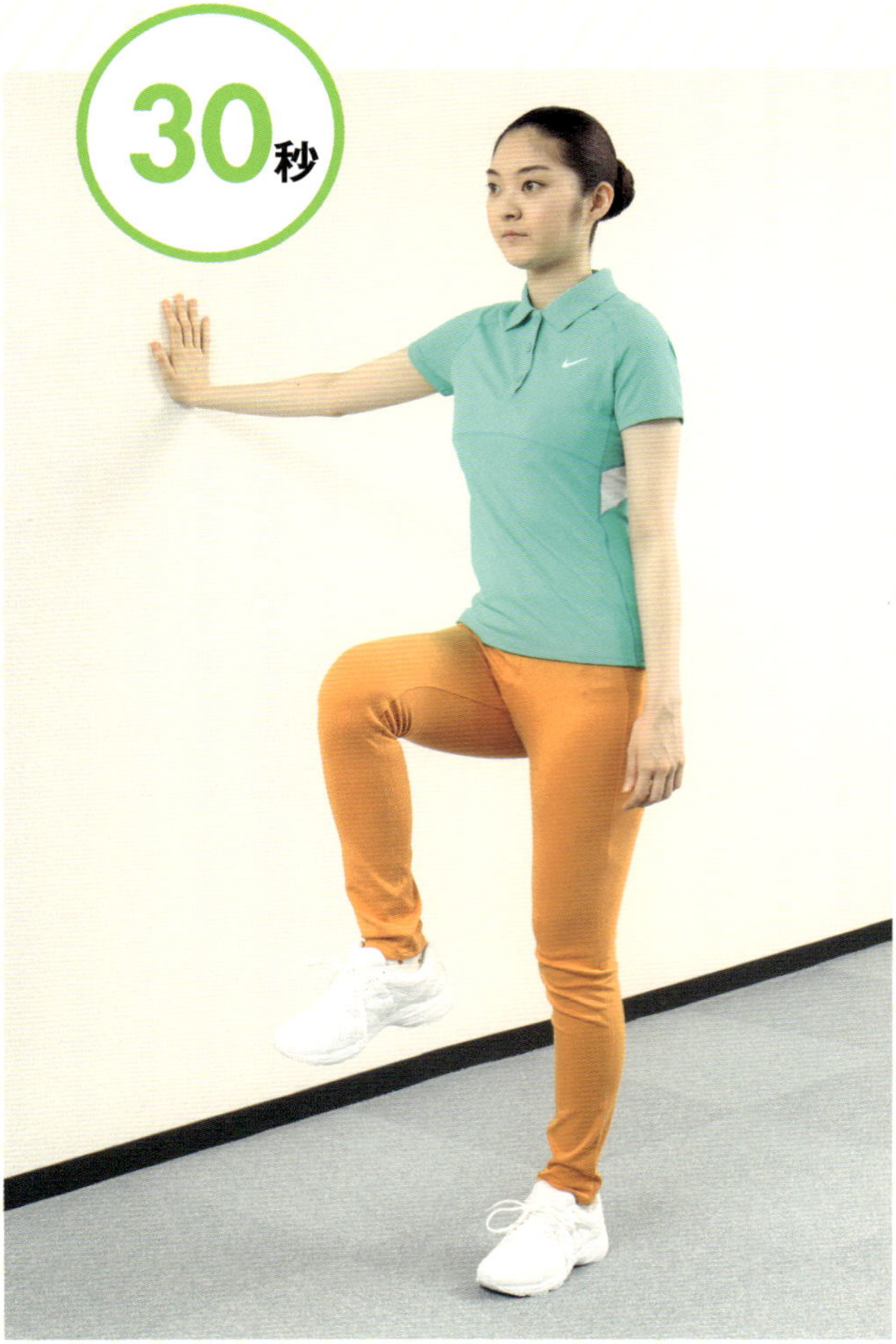

右足を上げる

こんな症状に効く！

傘をさしながらの、階段の昇り降りがこわい

注意点

- 無理をしないで、壁に手を当て支えにする。
- 1から30まで、ゆっくりと大きな声で数える。
- 太ももはなるべく高く上げる。
- 慣れてきたら支えを指1本にしてみよう。

30秒

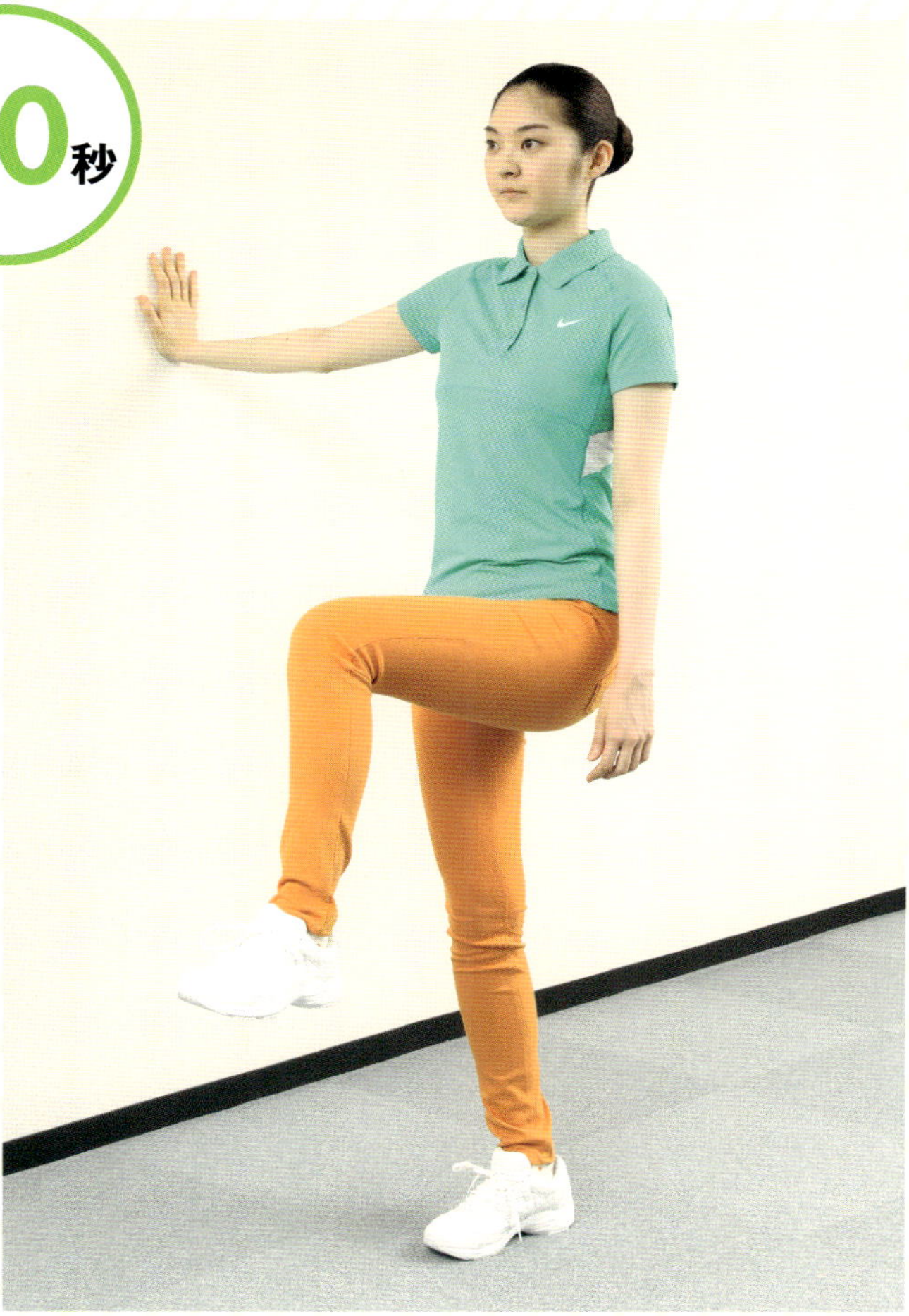

左足を上げる

立って体操の復習

50歩足踏みの介護者の方は、相手がころびかけたらすぐに手助けしてください。

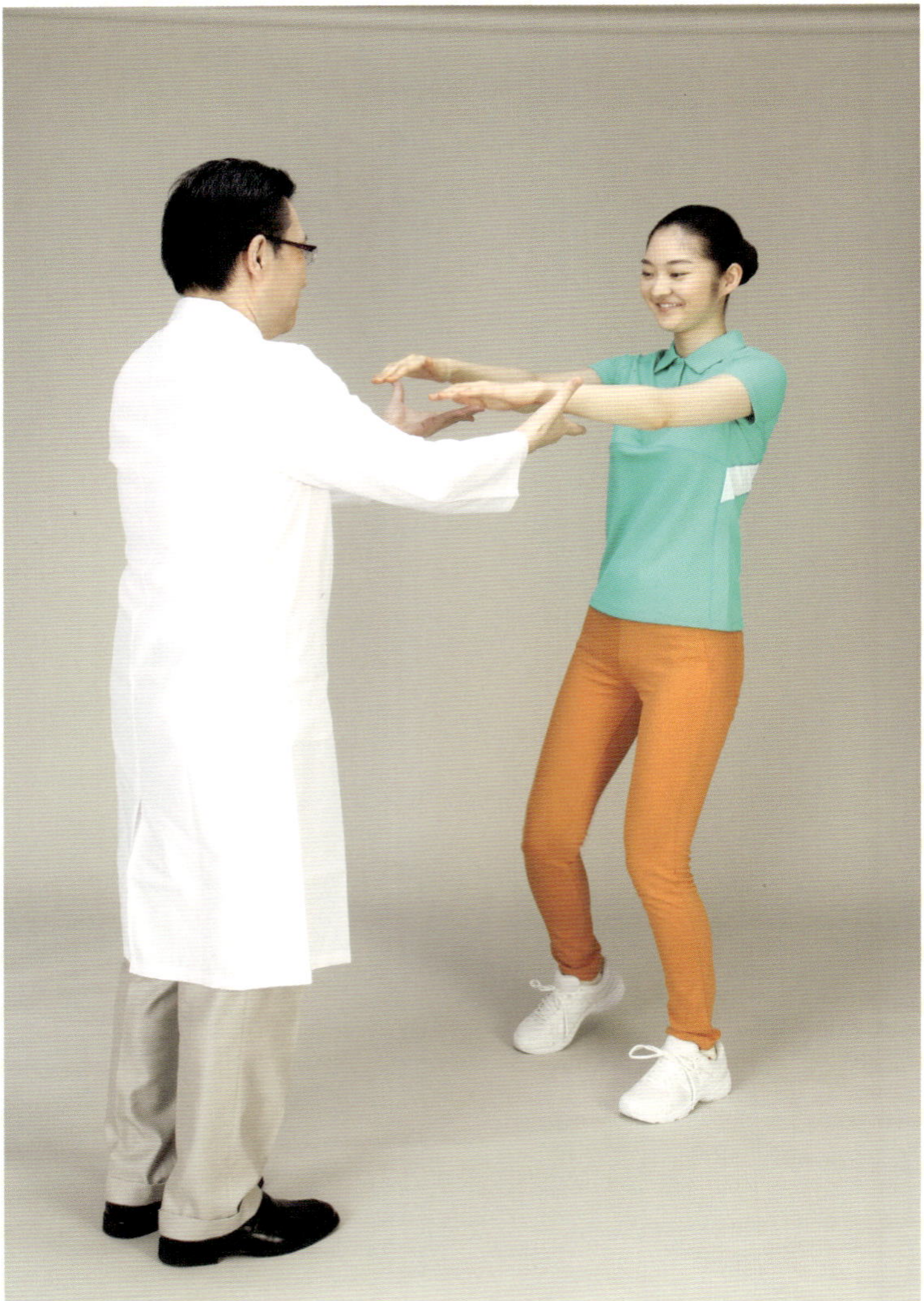

スケート選手がぐるぐる回っても目を回さないのは、毎日練習をして小脳がきたえられているためです。「できない」って自分に暗示をかけないでください！体操を続ければ、小脳がきたえられ、めまいは確実に楽になります。

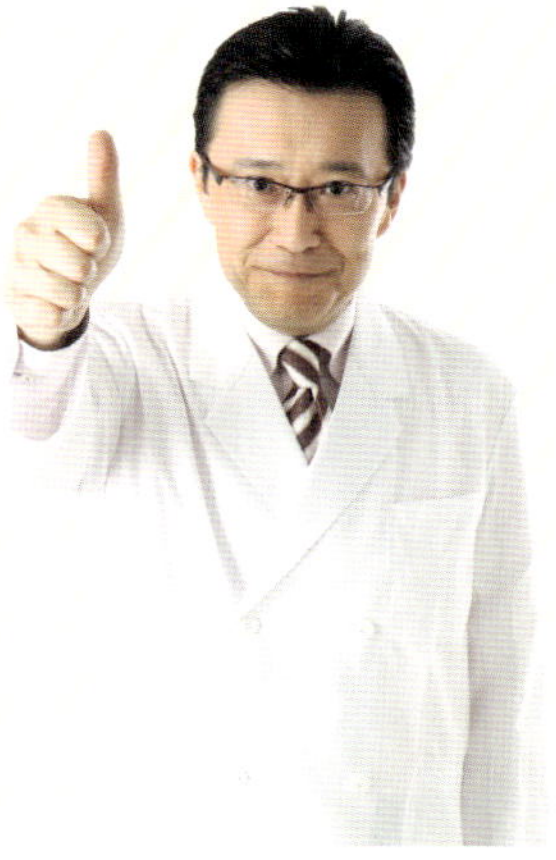

Lesson 3

歩いて体操

14 開眼で5m直線歩行をする

歩いているときのふらつきを治す

こんな症状に効く！

近所へも不安で外出できない

どんなことをするの？

目を開けて、5m歩く。慣れないうちは家族や友人のサポートが必要。くれぐれも前後左右に注意し、転倒には気をつける

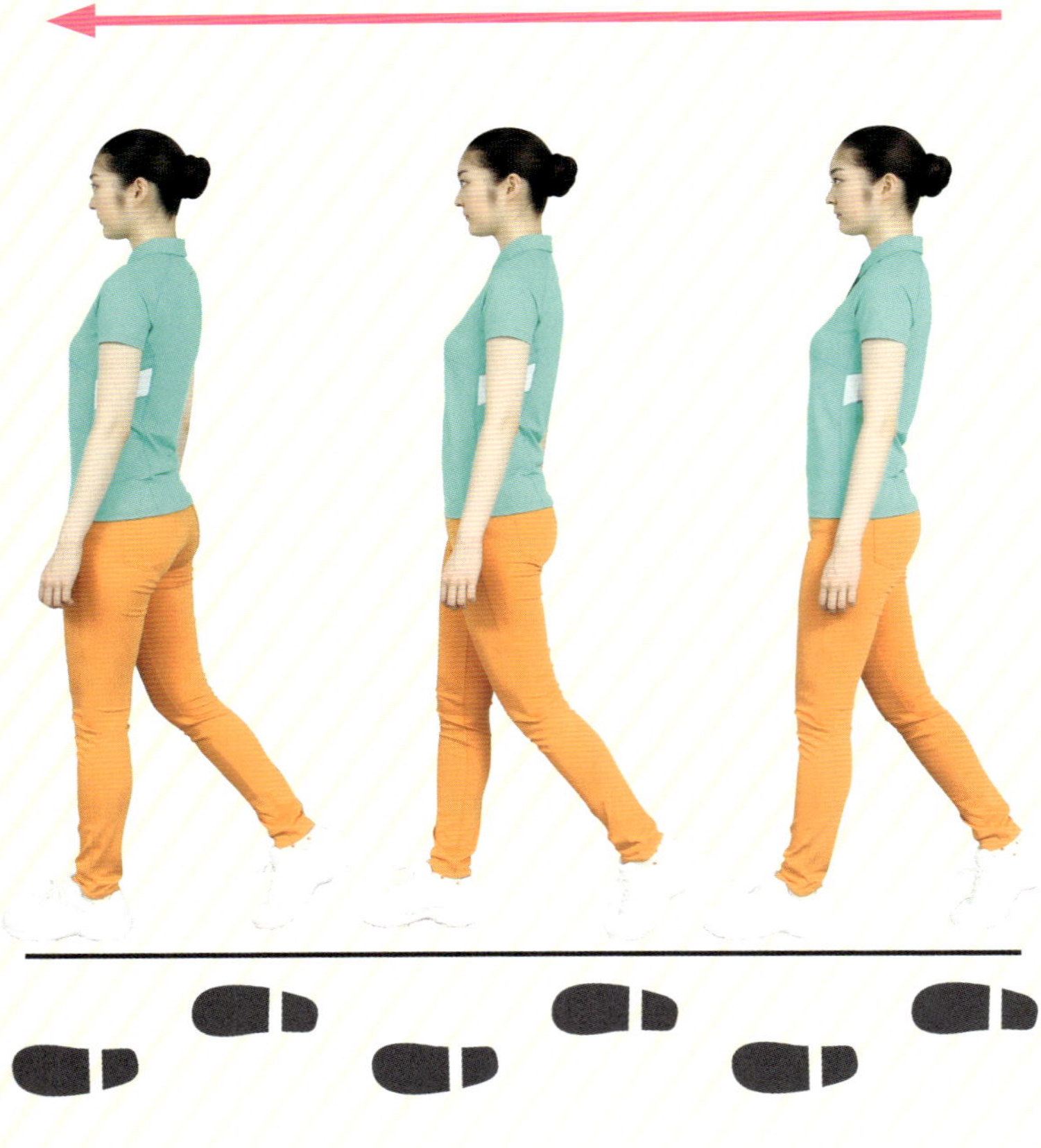

Lesson 3

歩いて体操

15 開眼で5m継ぎ足歩行をする

歩いているときのふらつきを治す

どんなことをするの？

目を開けて、継ぎ足で5m歩く。通常の歩行よりも難易度が高いので、くれぐれも転倒には気をつける。家族や友人のサポートが必要

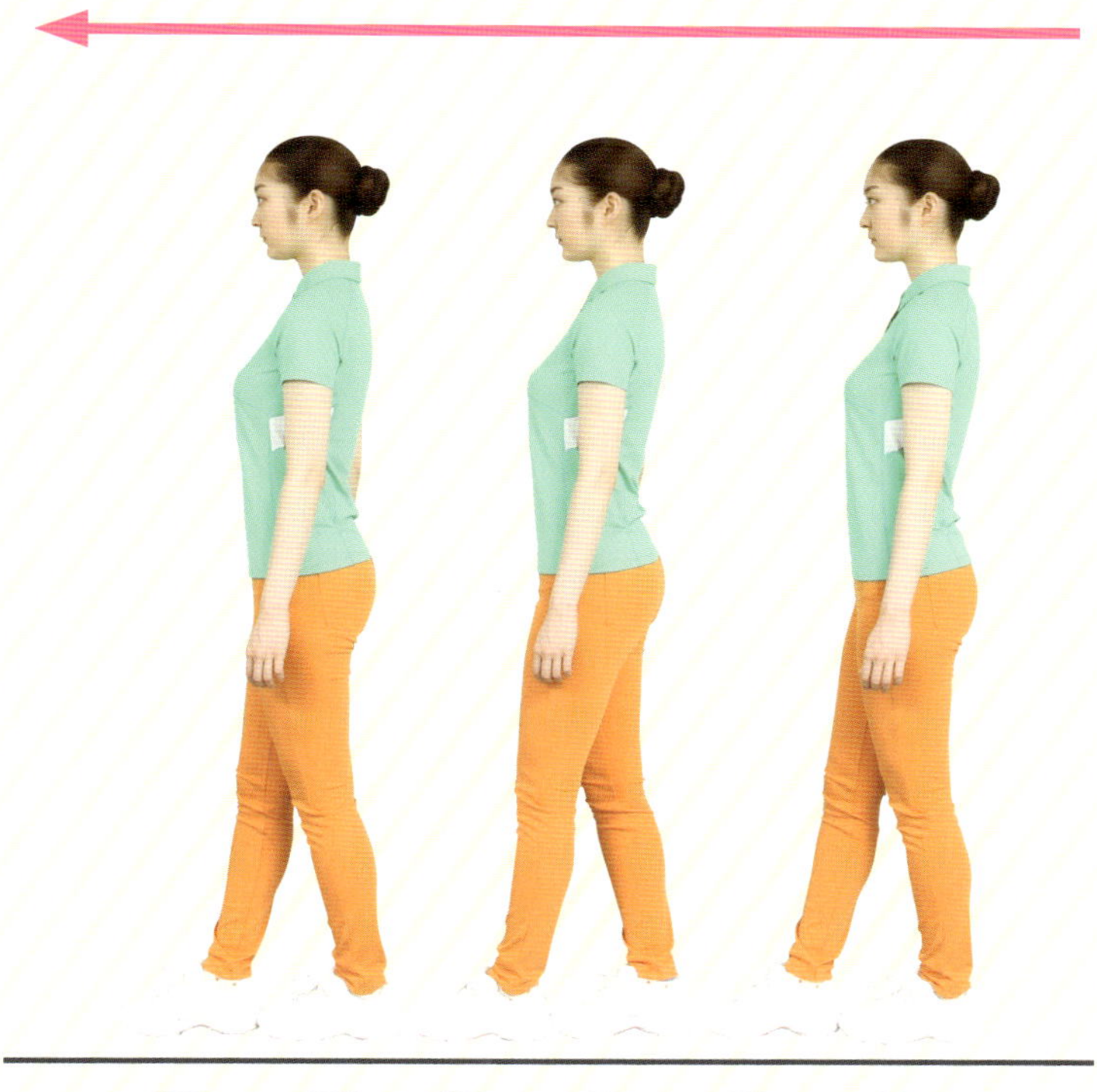

足あとが、ほぼ一直線になるように歩く

Lesson 3
歩いて体操

16 ターン

歩いているときのふらつきを治す

こんな症状に効く!

エスカレーターやらせん階段でクラッ

どんなことをするの?

目を開けて、つい立てのようなものの回りを右回りに2回、左回りに2回

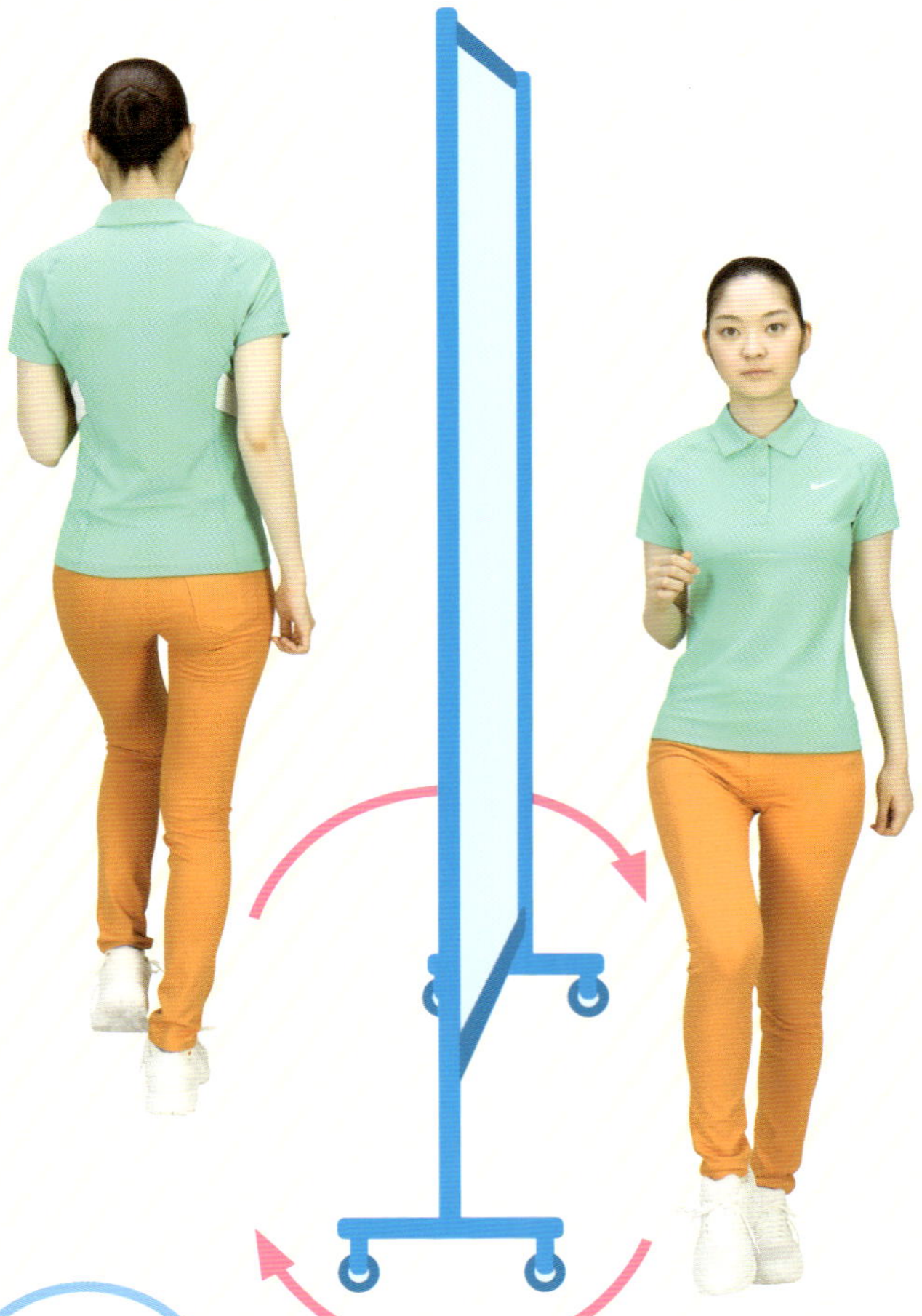

右回り

右回りで2周

注意点

- 右回りでクラッとしたら、あなたの悪い耳は右。
- 左回りでクラッとしたら、あなたの悪い耳は左。
- 慣れてきたら、速く歩くようにする。

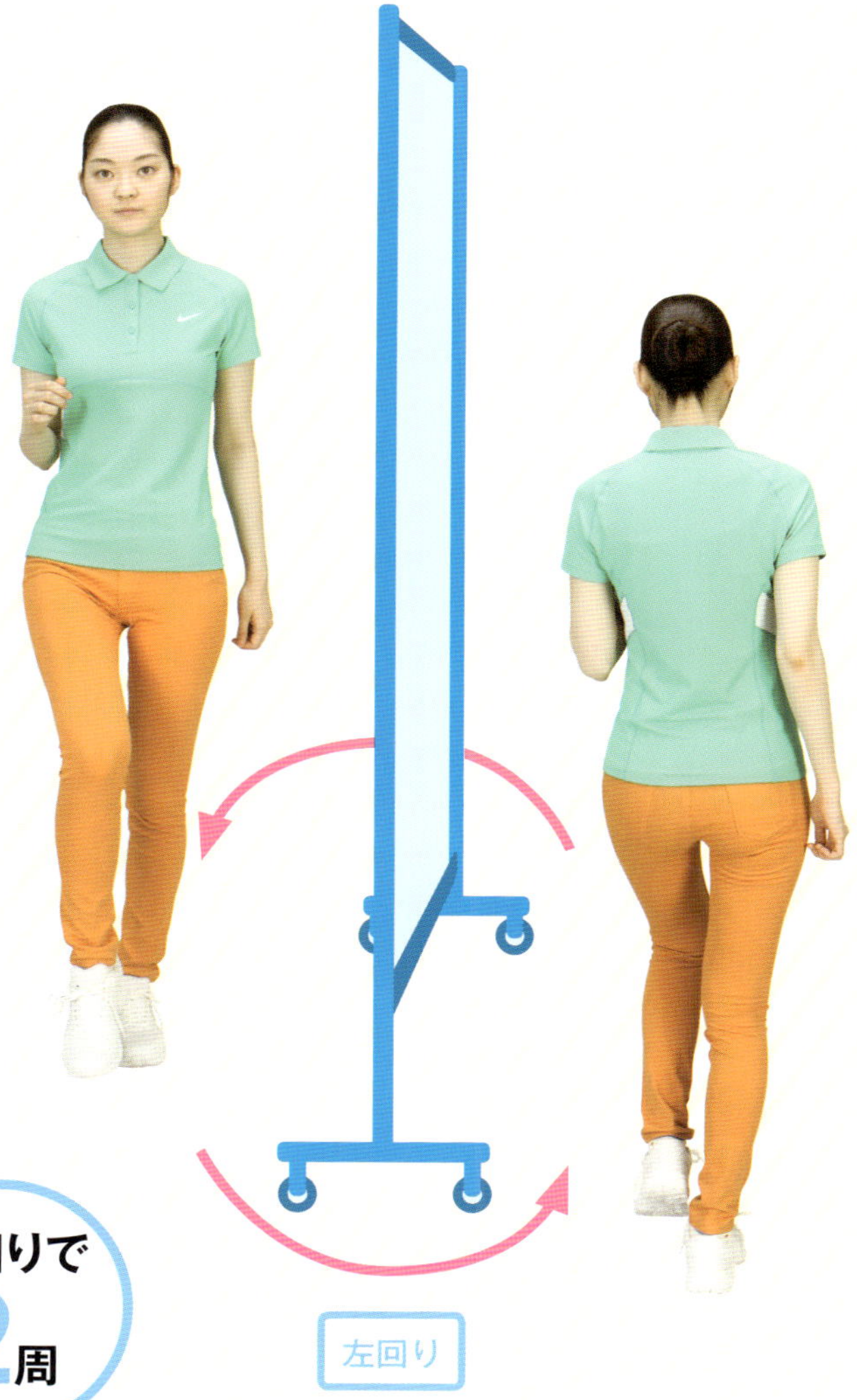

左回りで2周

Lesson 3

歩いて体操

歩いているときのふらつきを治す

17-① 右ハーフターン

特に右耳が悪い人用

こんな症状に効く！

角を曲がる、方向を変えるときにふらつく

どんなことをするの？

足を1歩前に出し、出してない足の方に回転する。社交ダンスのマンボのステップがヒント

1 足をそろえて立つ

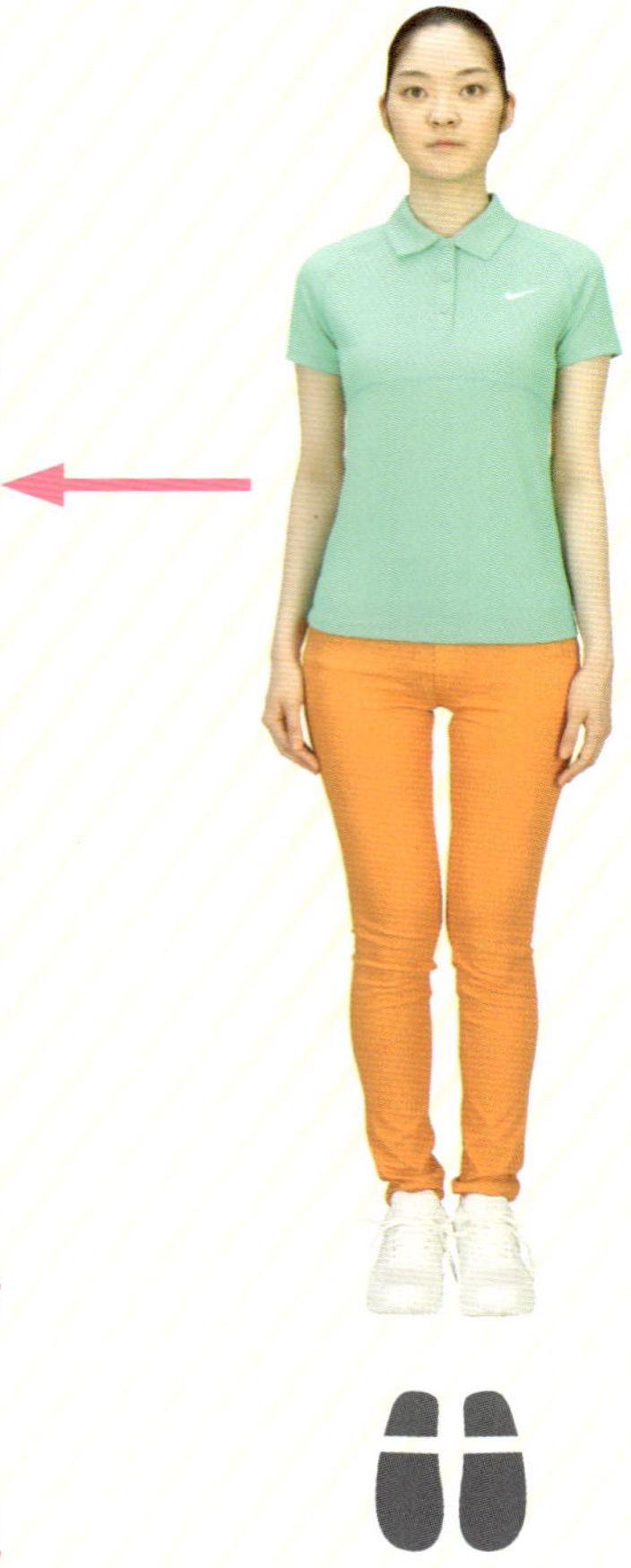

2 左足を1歩前に出す

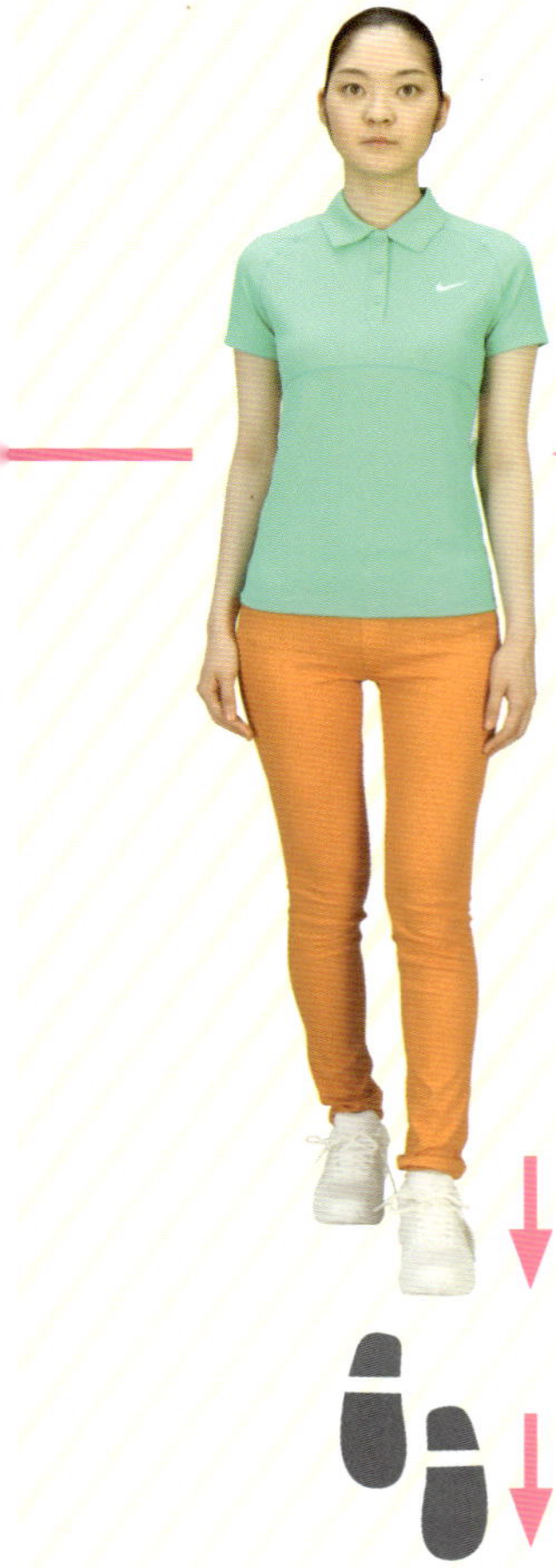

連続
3回

3 つま先を浮かすように
右方向にゆっくり回る

4 くるっと
回り切る

5 後ろを向いたら
左足を前に出し、
右足にそろえる

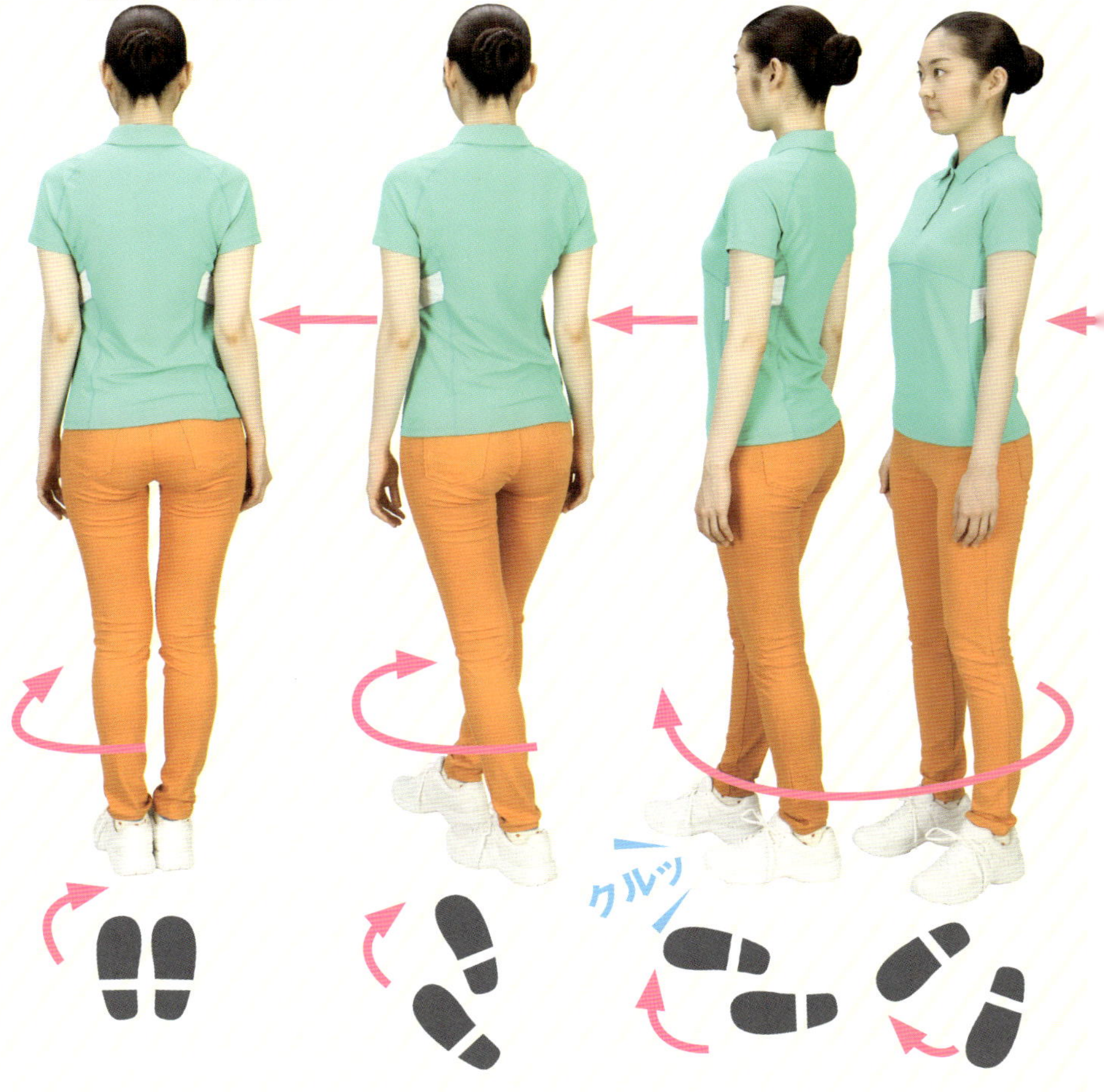

Lesson 3

歩いて体操

17-② 左ハーフターン

歩いているときのふらつきを治す

特に左耳が悪い人用

こんな症状に効く!

角を曲がる、方向を変えるときにふらつく

1 足をそろえて立つ

2 右足を1歩前に出す

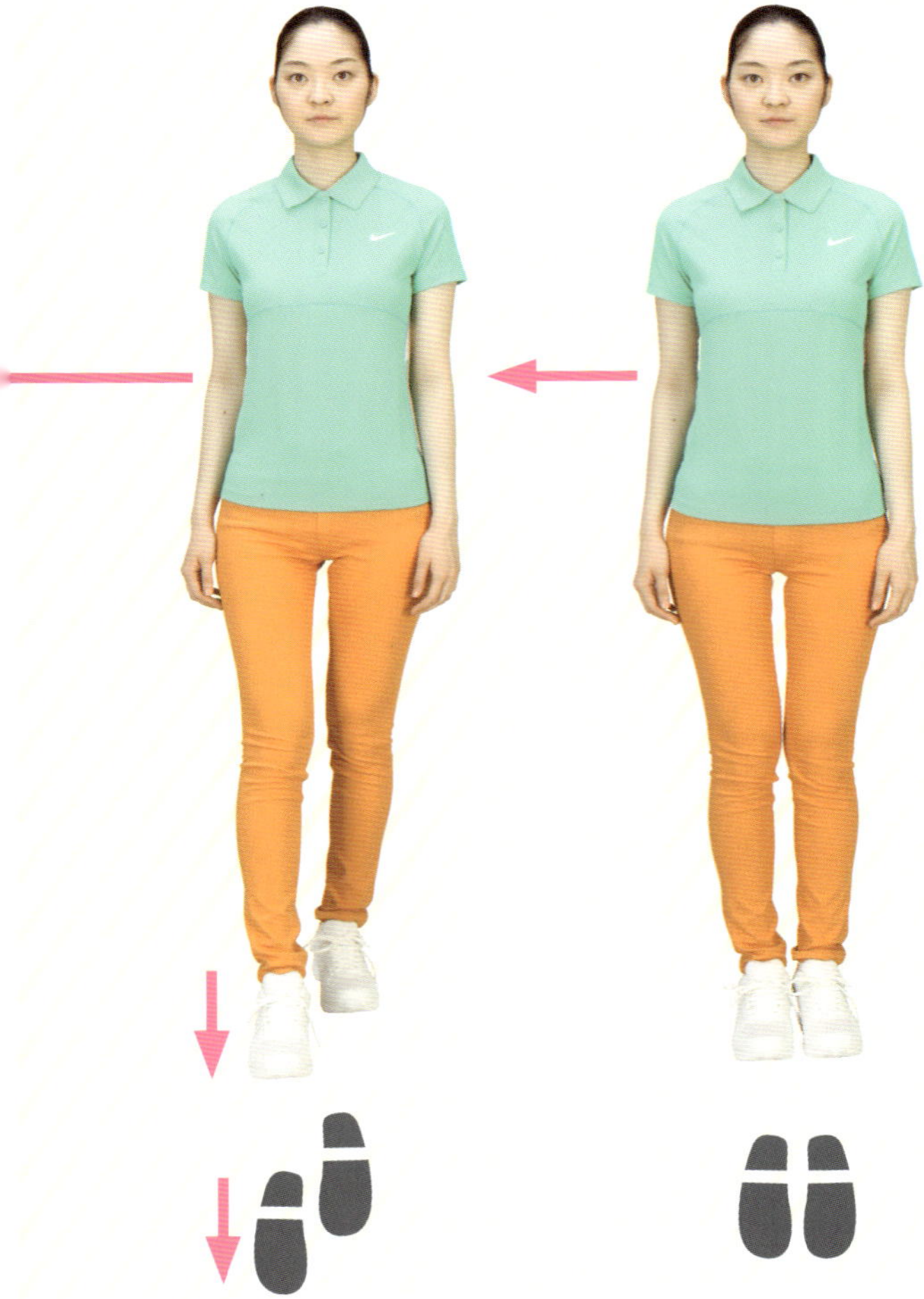

連続3回

3 つま先を浮かすように左方向にゆっくり回る

4 くるっと回り切る

5 後ろを向いたら右足を前に出し、左足にそろえる

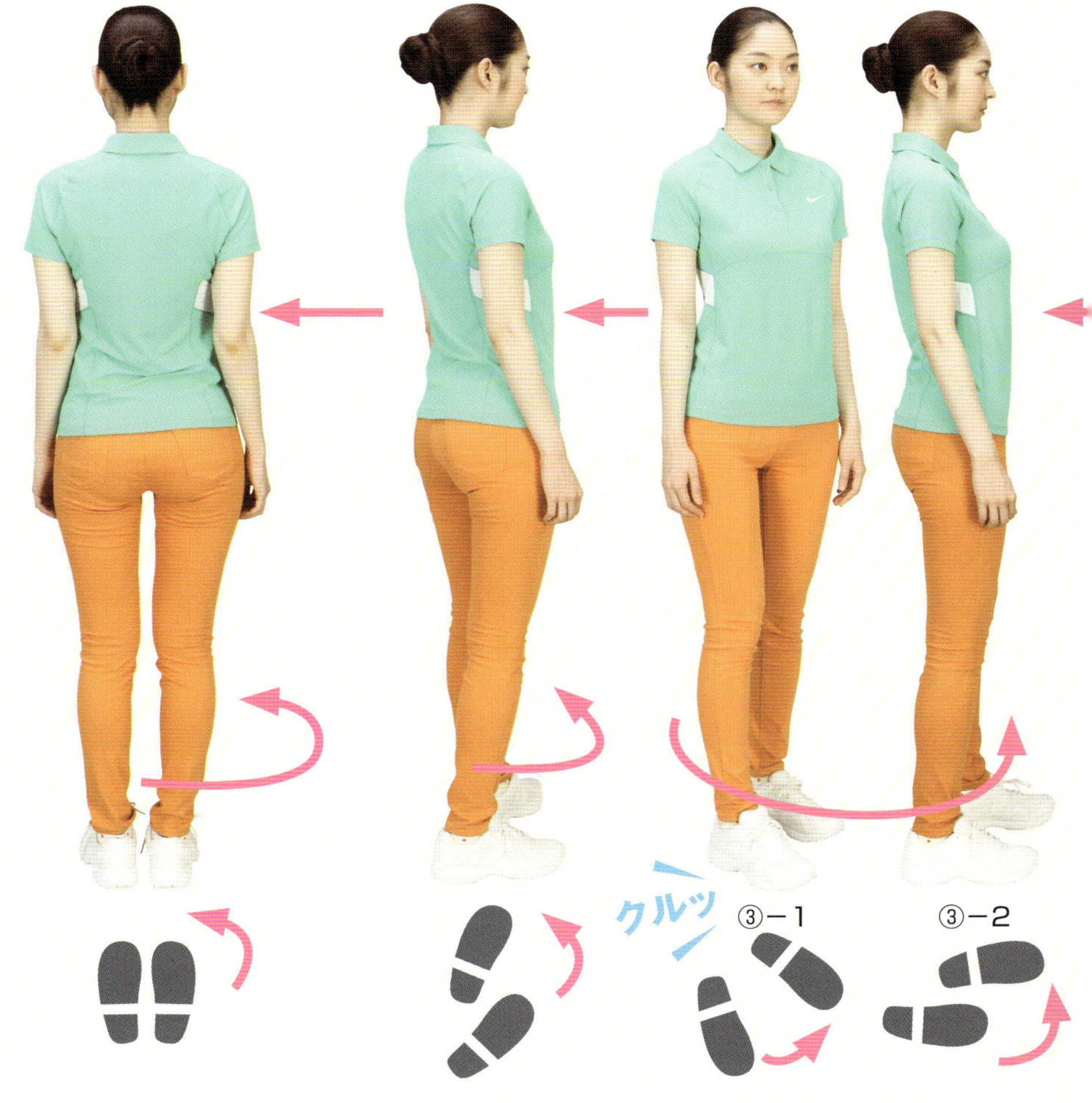

※③−1から、③−2という順で動いてください。

歩いて体操の復習

74ページの「継ぎ足」についてくわしく見てみましょう。片足のつま先と反対の足のかかとをつけるのが継ぎ足です。継ぎ足というとなじみがないかもしれませんが、足の裏にある深部感覚刺激をきたえるたいへんよい体操です。最初は難しいでしょうが、がんばって続けましょう。

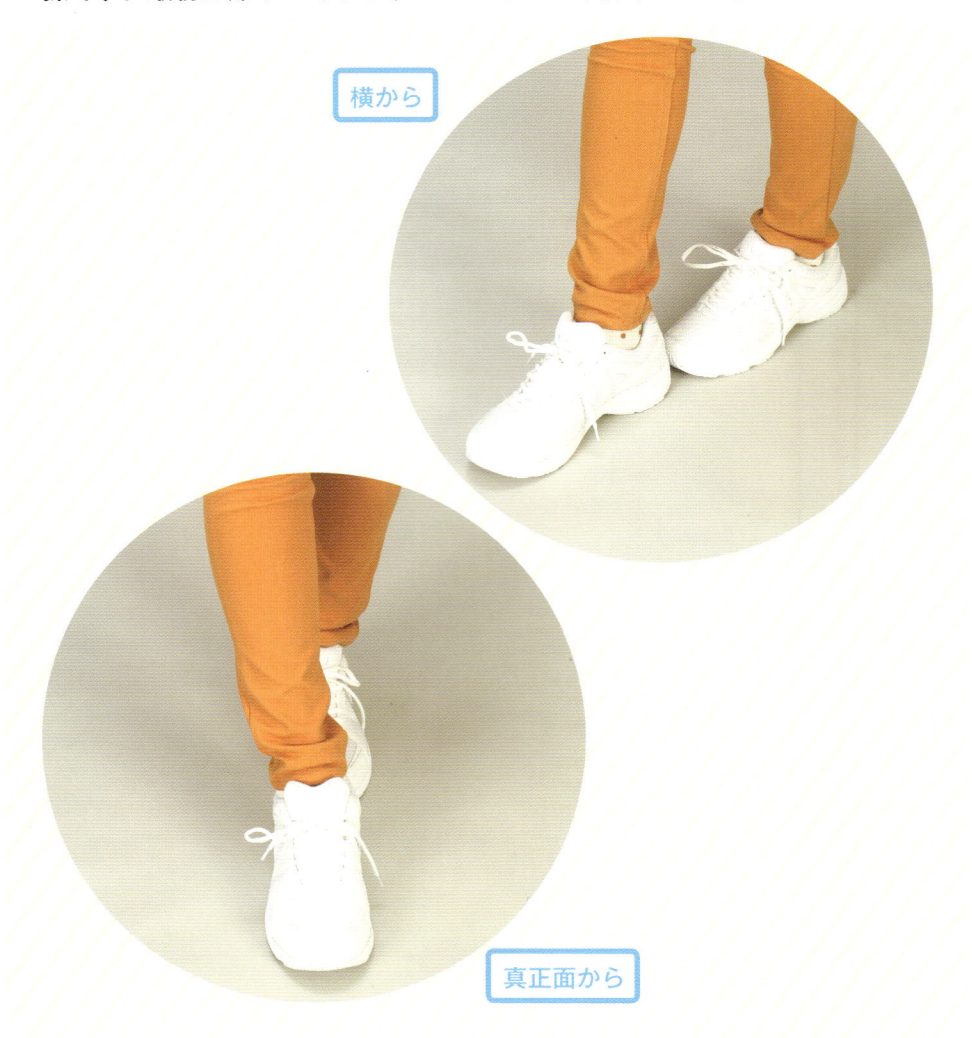

横から

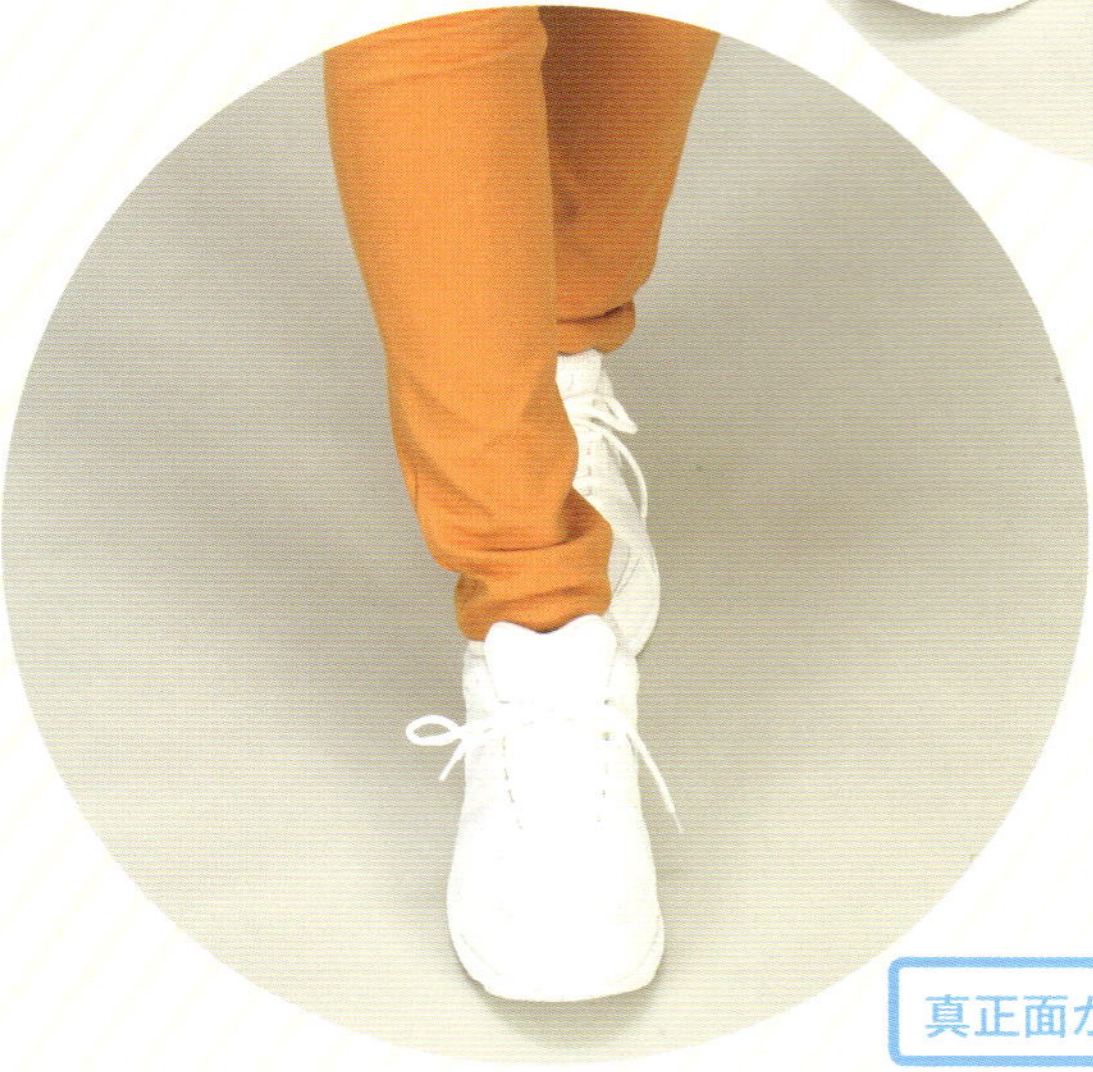

真正面から

声を出すことは、めまいの治療にとって、たいへん意味があります。やる気は声の表われです。大きな声を出して、強い自分でめまいに向き合おう！

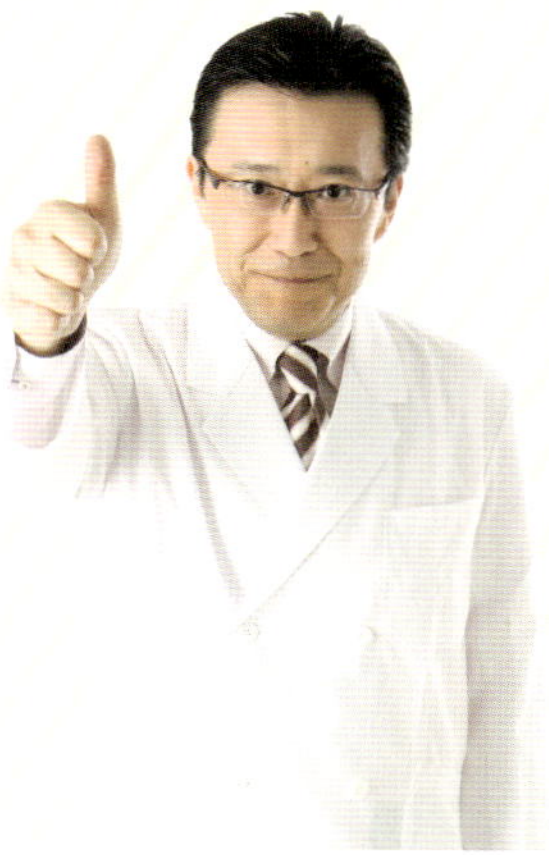

Lesson 4 寝っころがって体操

18-① 寝返り

寝る、起きる、寝返りがつらくなくなる

こんな症状に効く！

寝返りがうまくできない

どんなことをするの？

ベッドやふとんの上で、寝返りの練習。10数えるときは声を出す

1 あおむけに寝る。ゆっくり10数える

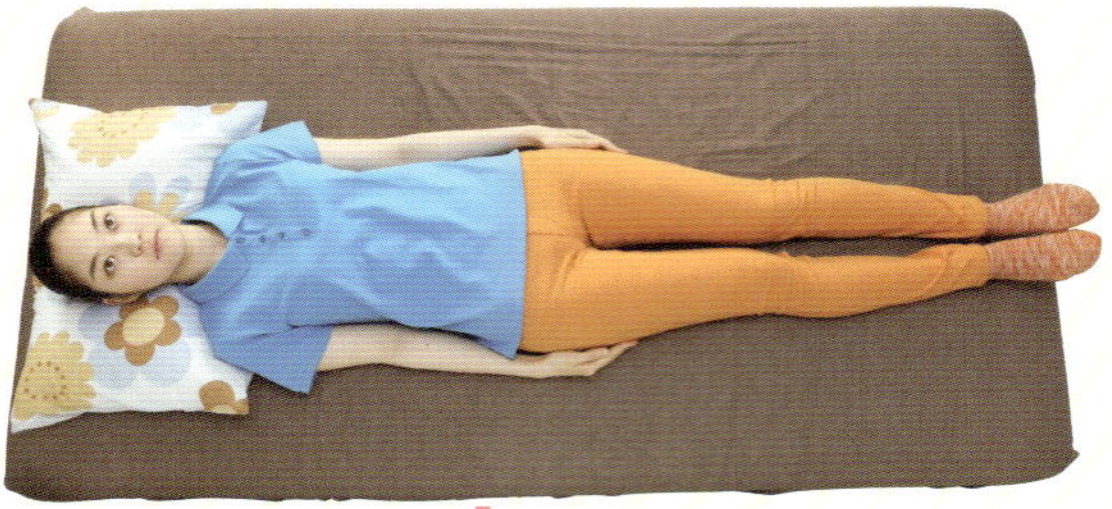

2 顔だけを右に向け、ゆっくり10数える

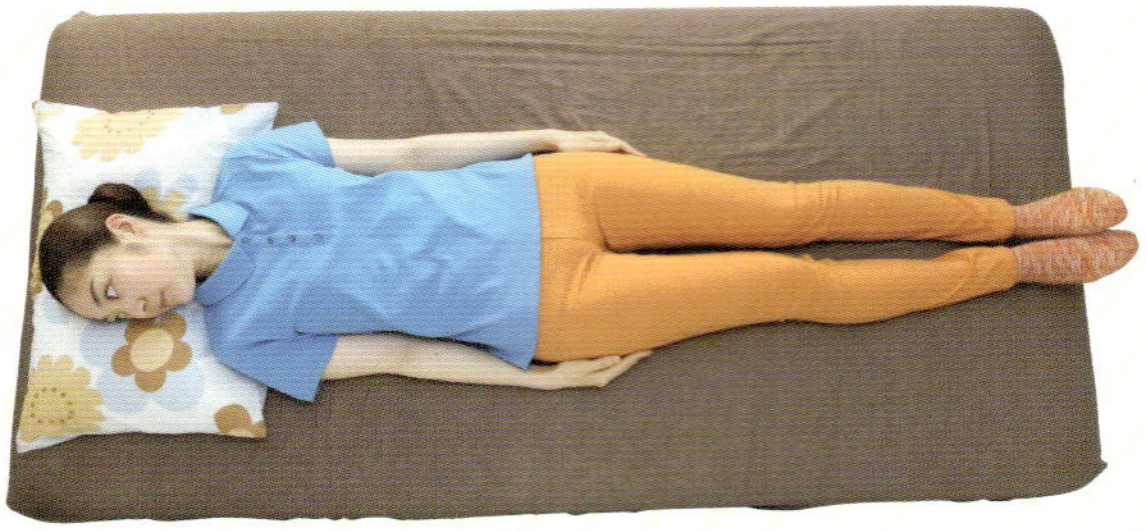

3 体を右に向け、ゆっくり10数える

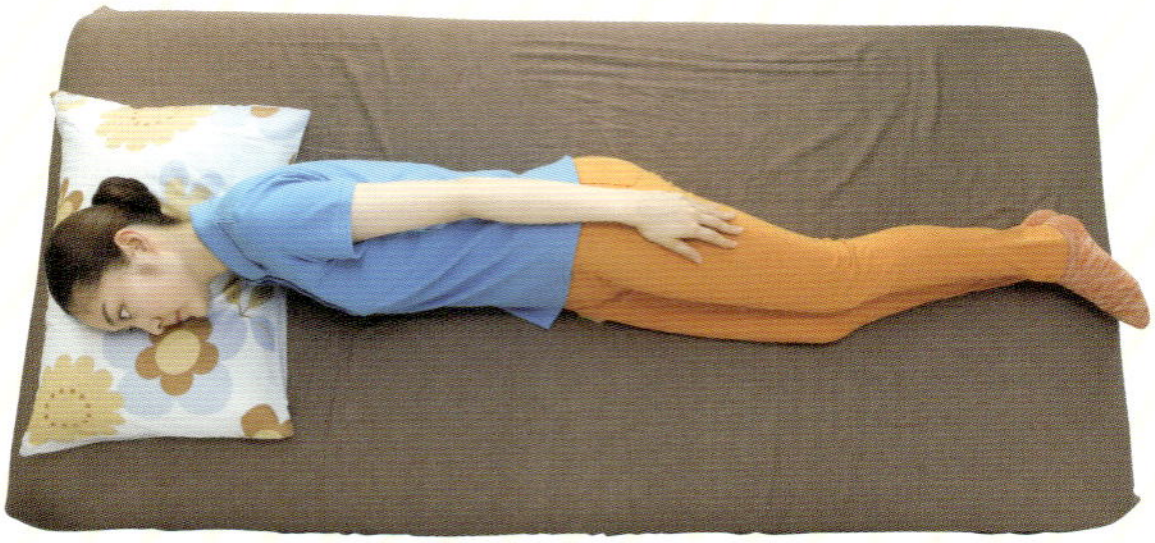

1回3セット×1日3回

4 あおむけに戻り、ゆっくり10数える

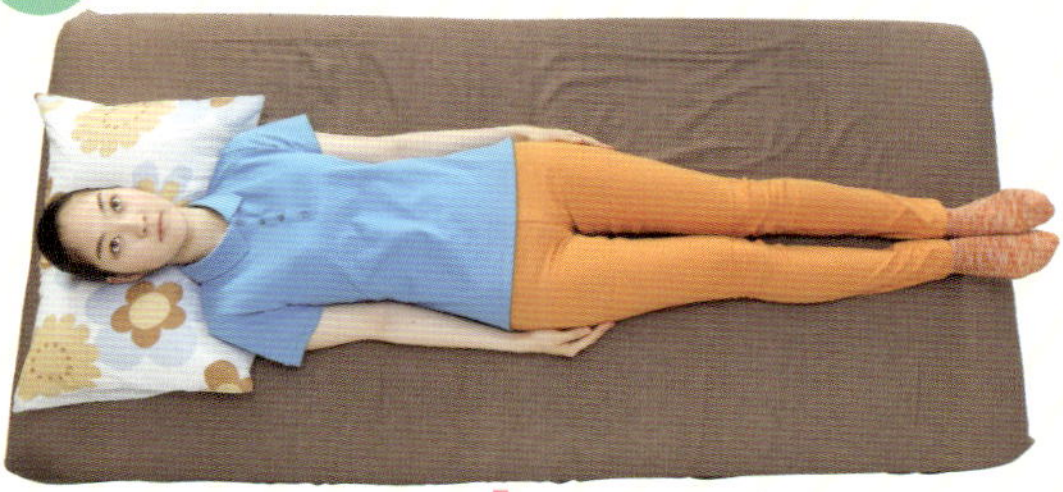

5 顔だけを左に向け、ゆっくり10数える

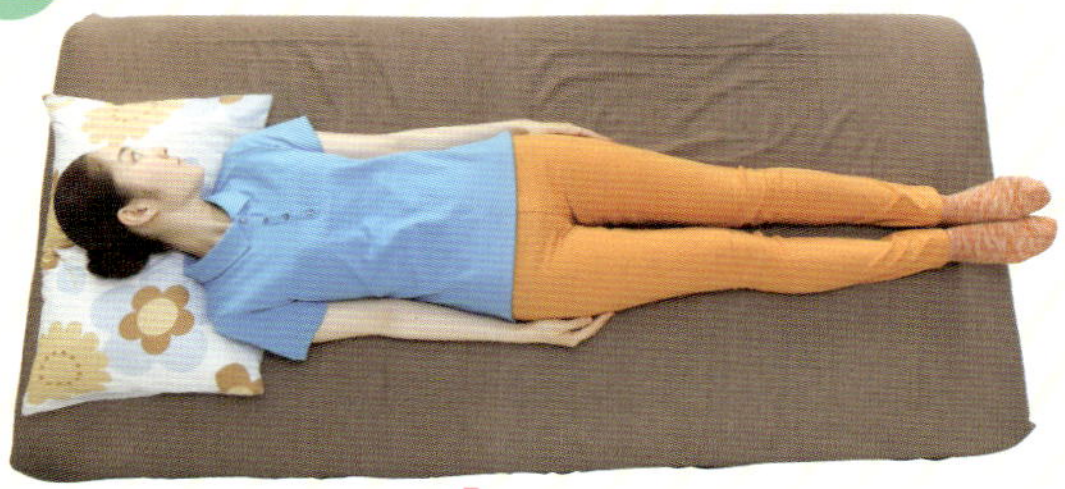

6 体を左に向け、ゆっくり10数える

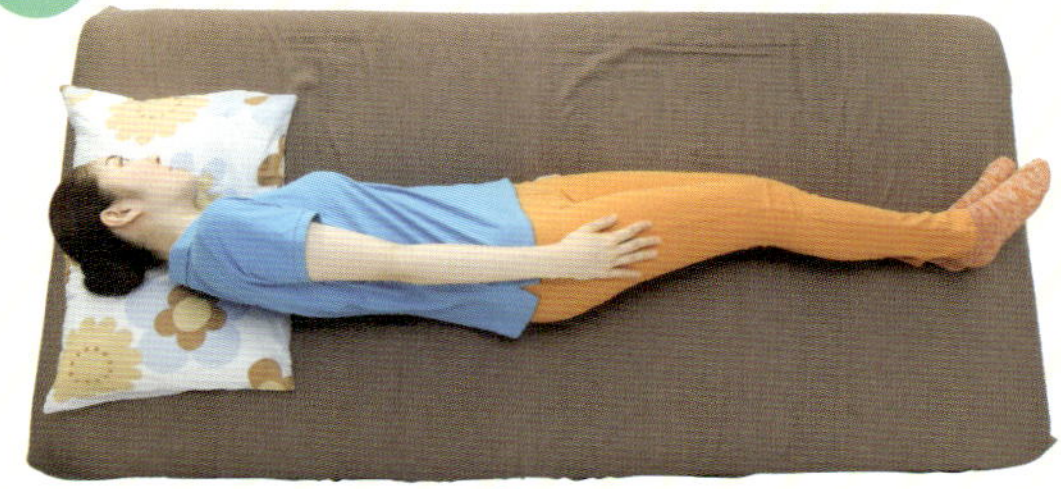

7 あおむけに戻る

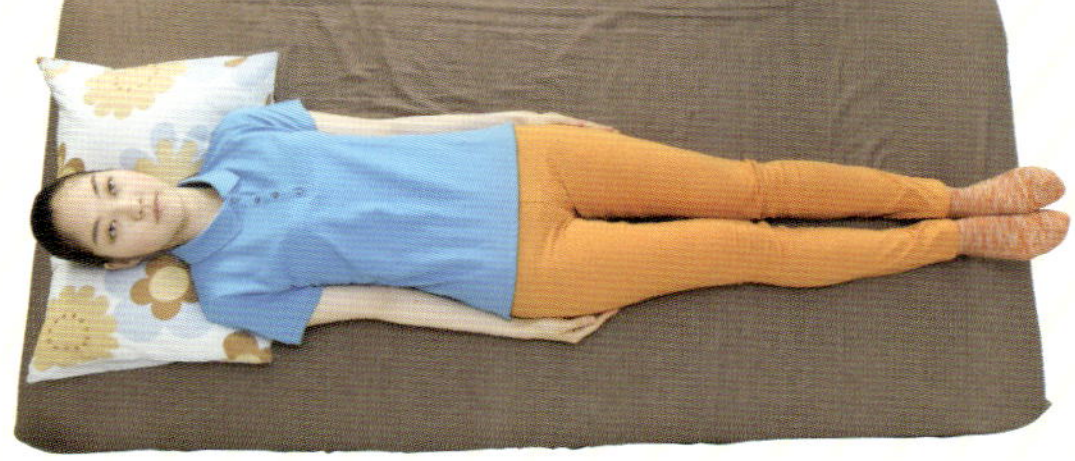

Lesson 4

寝っころがって体操

18-② 腰が悪い人用の寝返り

寝る、起きる、寝返りがつらくなくなる

こんな症状に効く！

寝返りがうまくできない

どんなことをするの？

腰に負担をかけない寝返り練習

1 あおむけに寝る。ゆっくり10数える

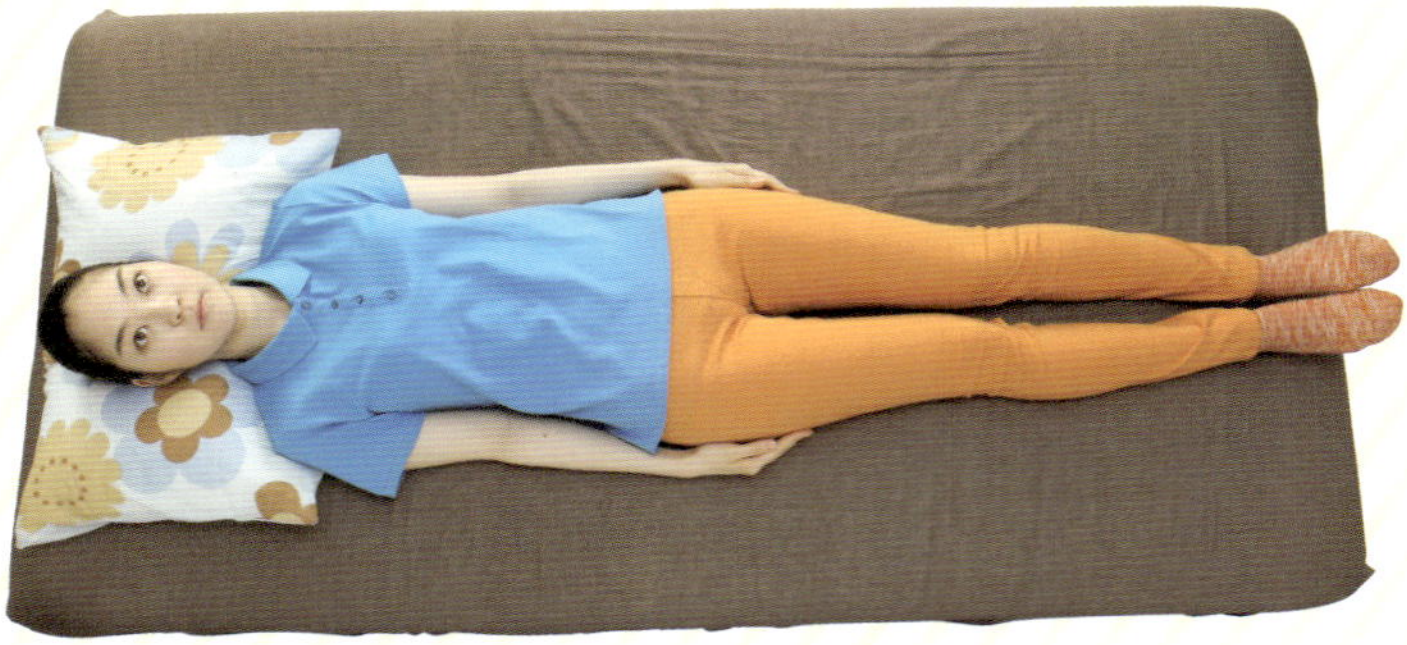

2 顔だけを右に向け、ゆっくり10数える

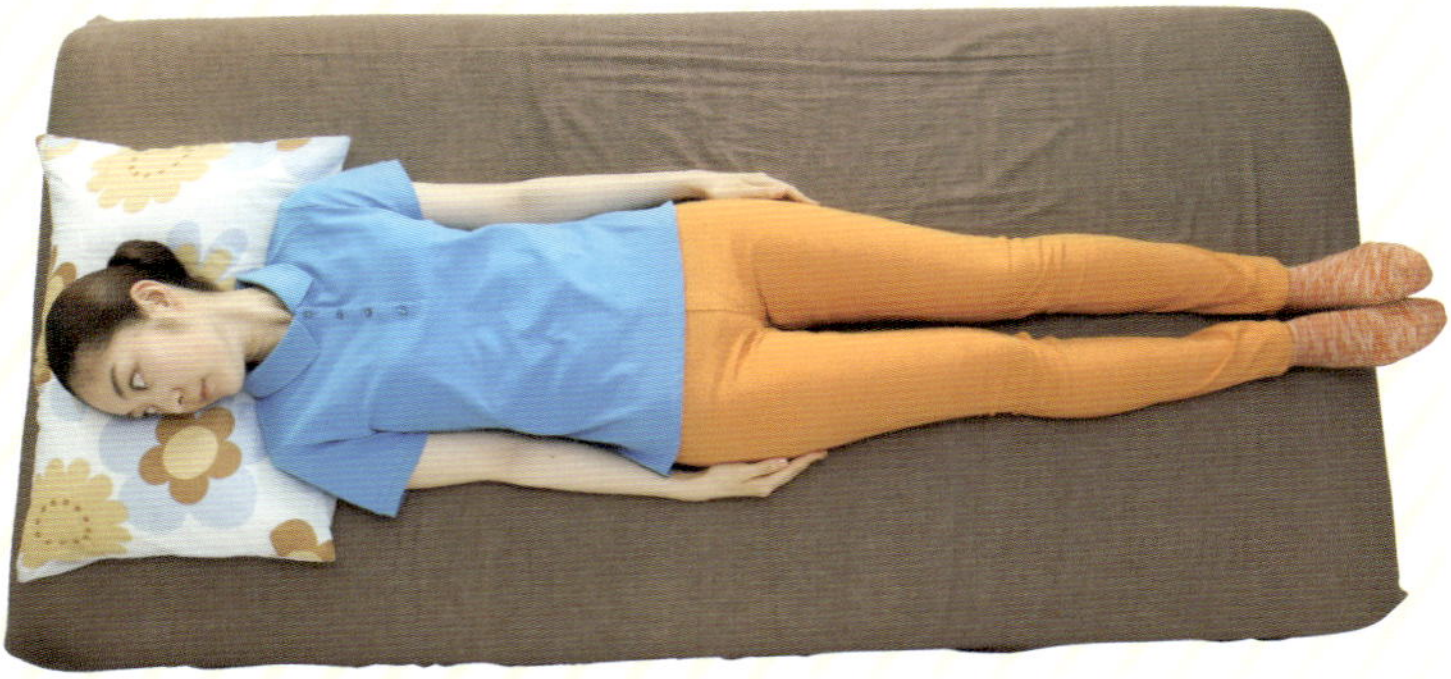

1回3セット×1日3回

③ あおむけに戻り、ゆっくり10数える

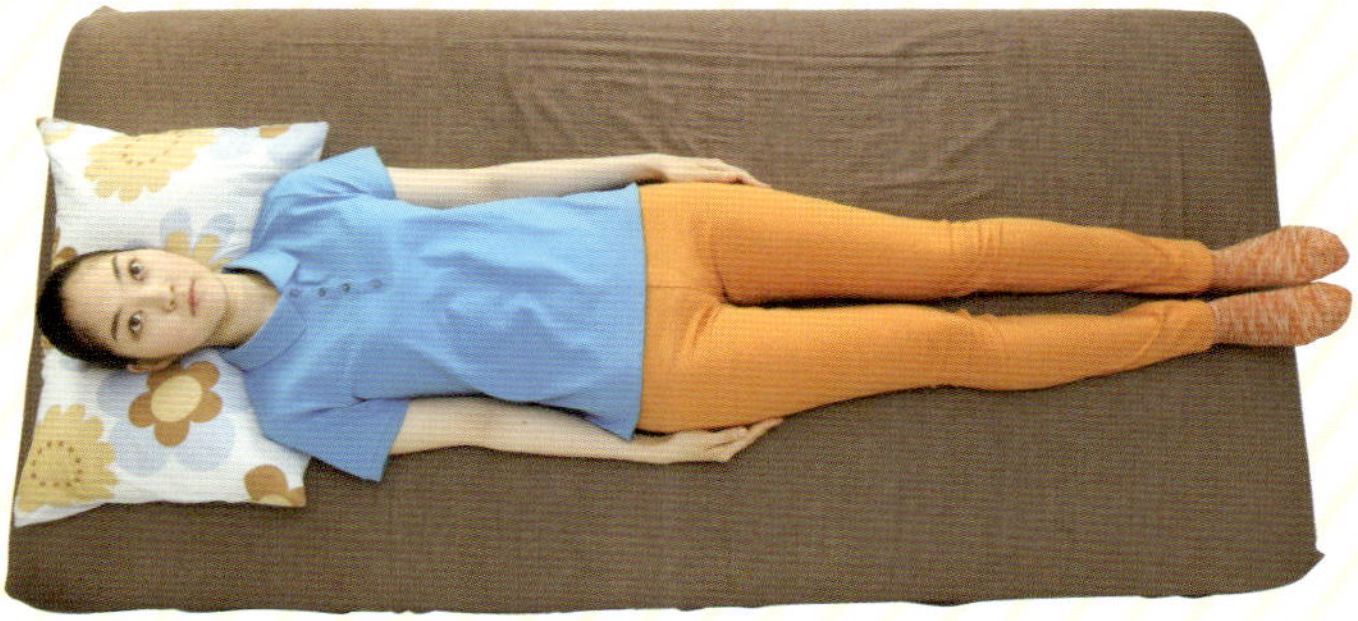

④ 顔だけを左に向け、ゆっくり10数える

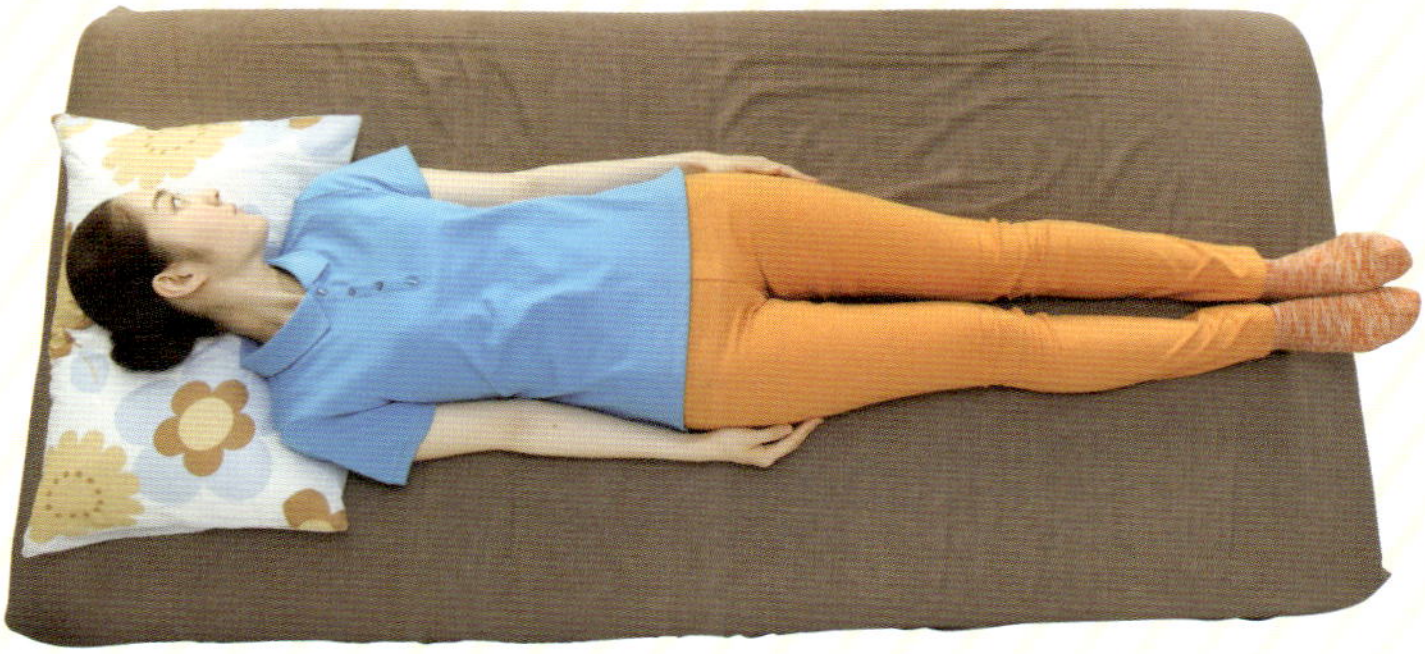

⑤ あおむけに戻る

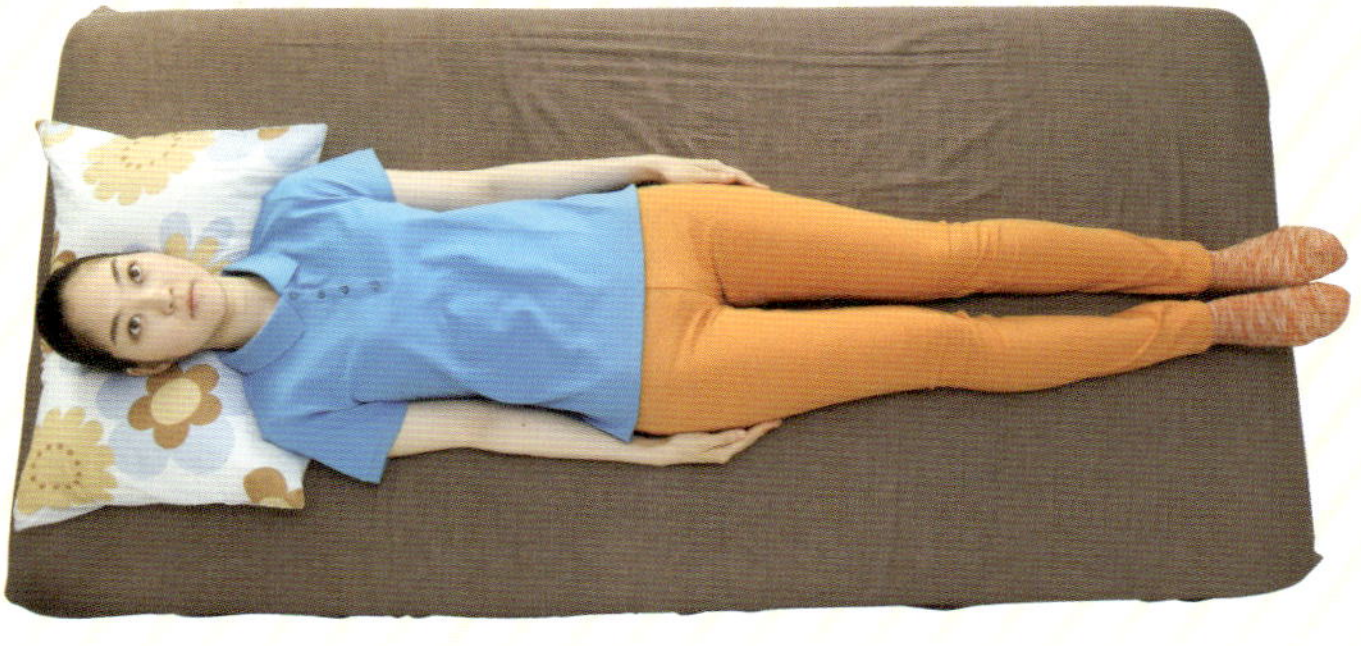

Lesson 4
寝っころがって体操

18-③ 寝る、起きる、寝返りがつらくなくなる
首が悪い人用の寝返り

こんな症状に効く！

寝返りがうまくできない

どんなことをするの？

〔 首に負担をかけない寝返り練習 〕

❶ あおむけに寝る。ゆっくり10数える

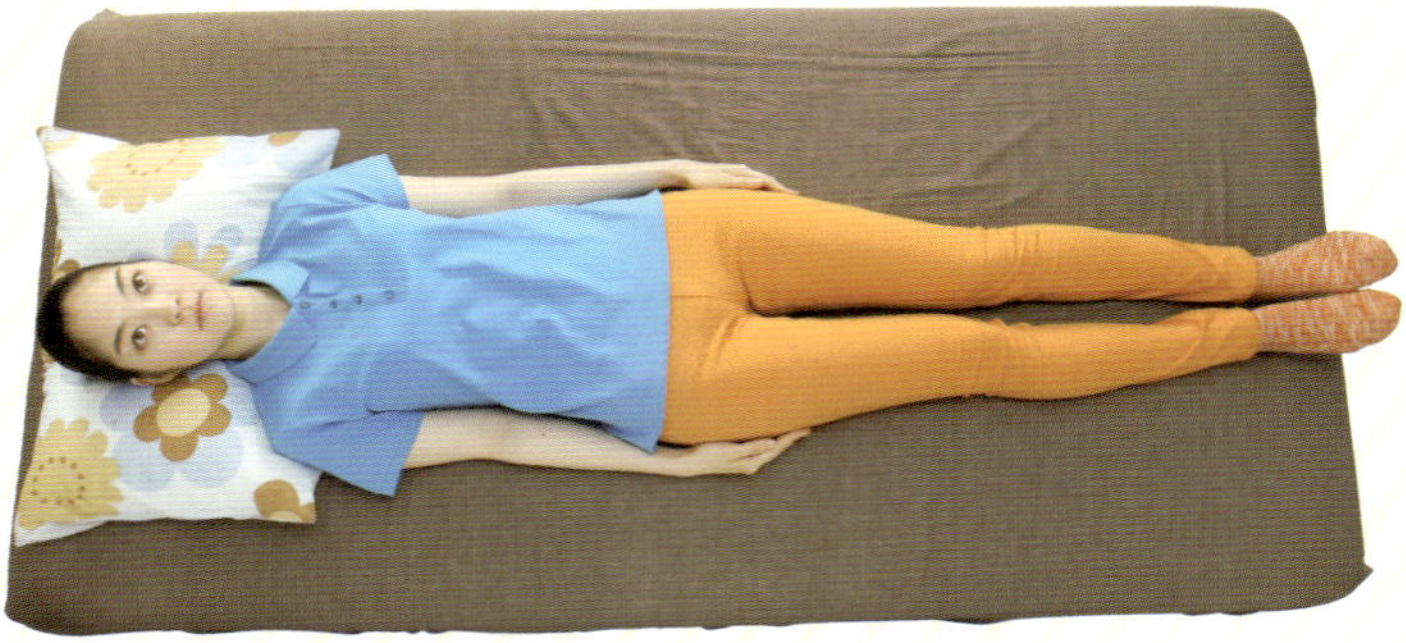

❷ 体をゆっくり右に向け、ゆっくり10数える

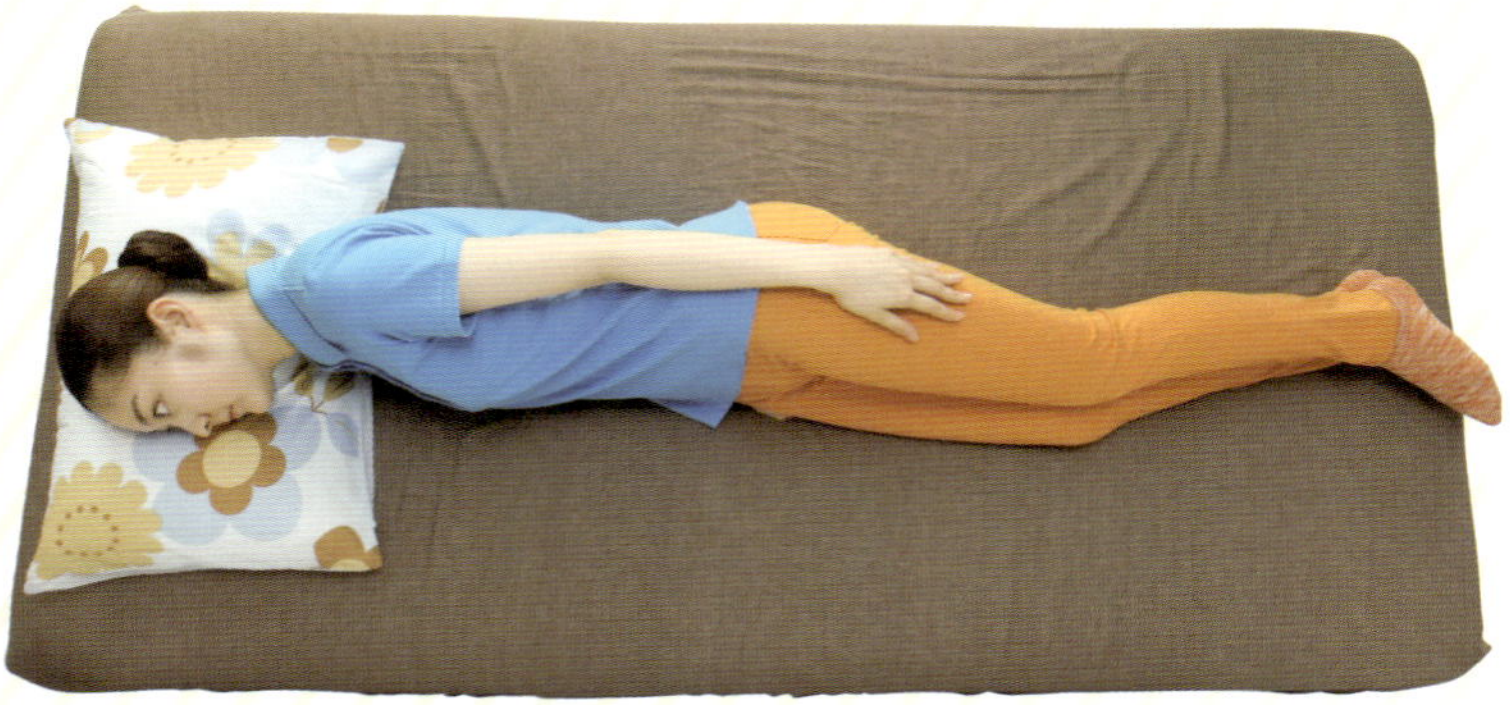

1回3セット×1日3回

3 あおむけに戻り、ゆっくり10数える

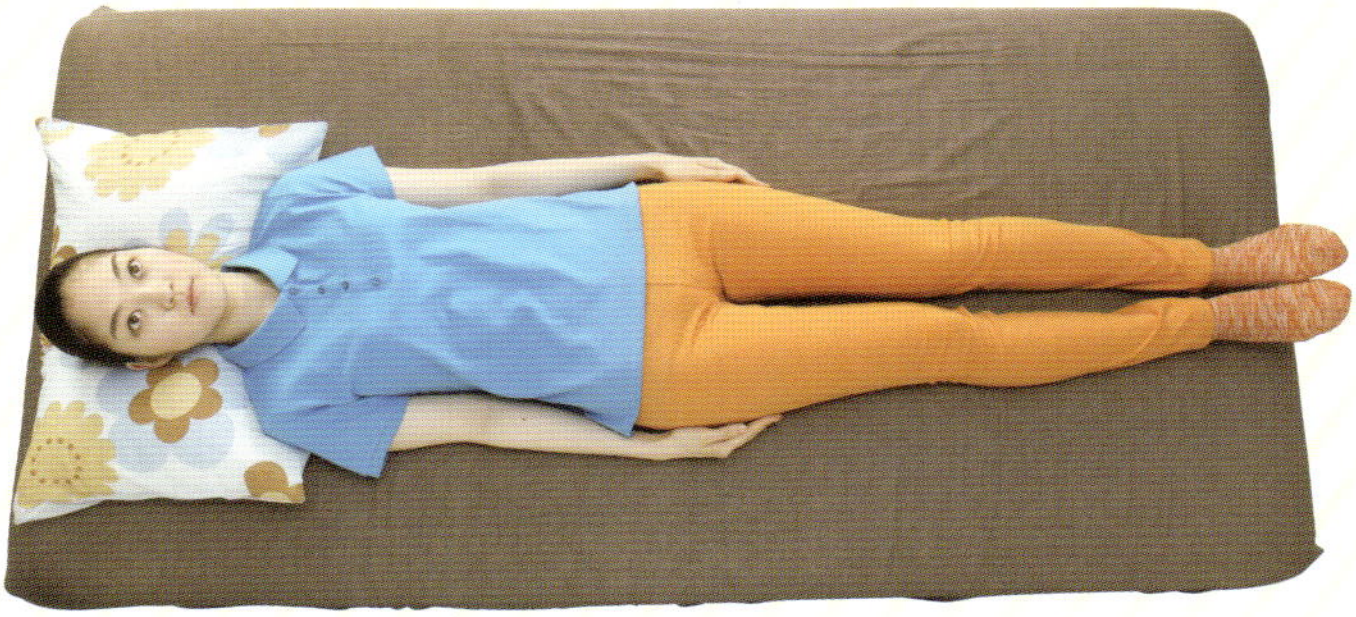

4 体をゆっくり左に向け、ゆっくり10数える

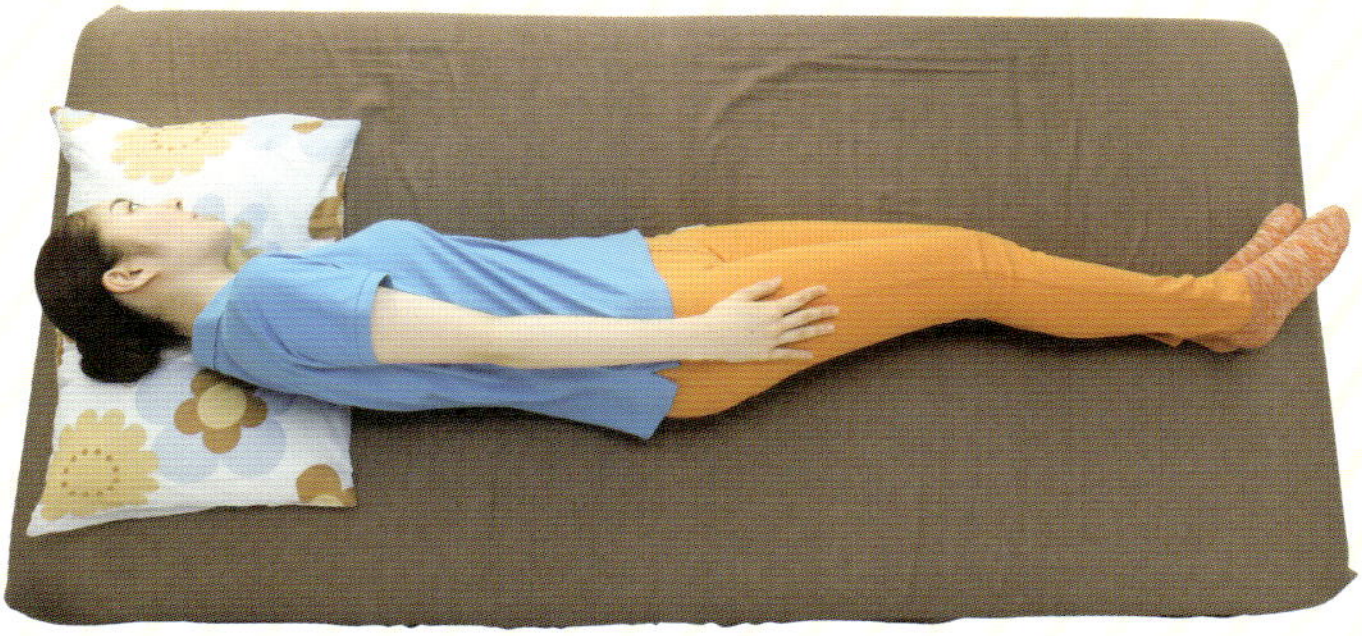

5 あおむけに戻る

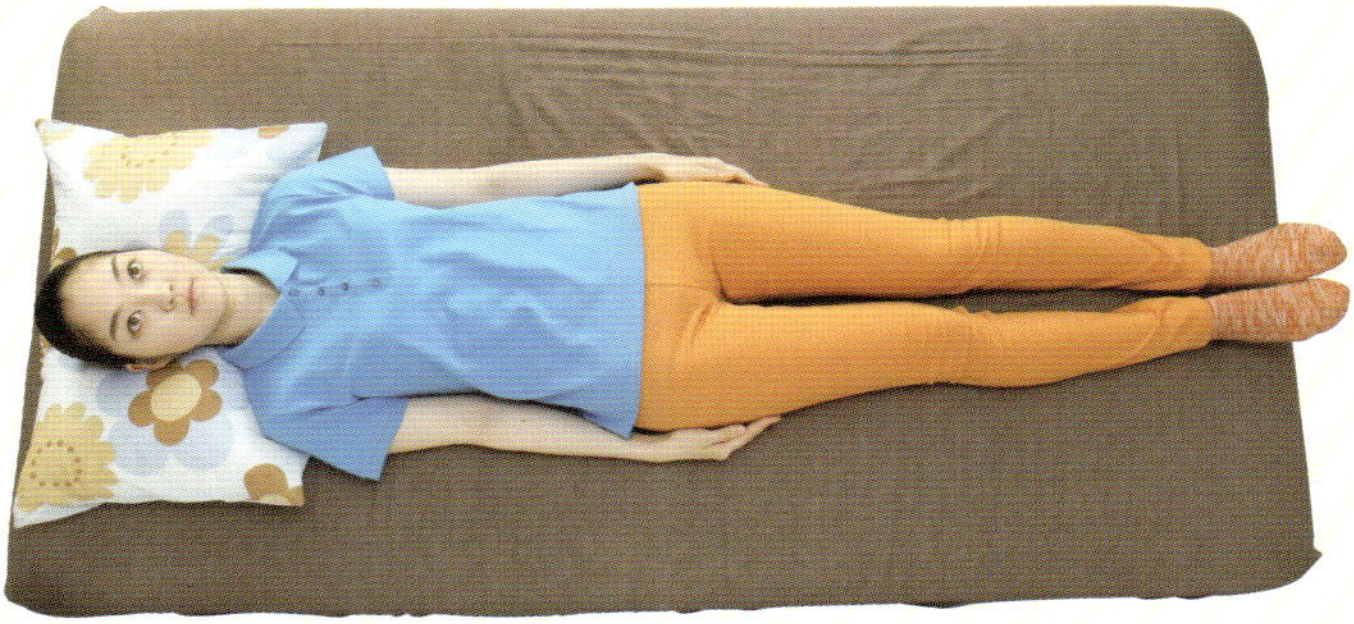

18-④ エア寝返り

寝る、起きる、寝返りがつらくなる

※この体操は立ったまま行ないます

こんな症状に効く！

寝返りがうまくできない

どんなことをするの？

どこでもできる寝返り練習。10数えるときは声を出して

1. 正面を向いてゆっくり10数える
2. 顔だけを右に向け、ゆっくり10数える
3. 体を右に向け、ゆっくり10数える

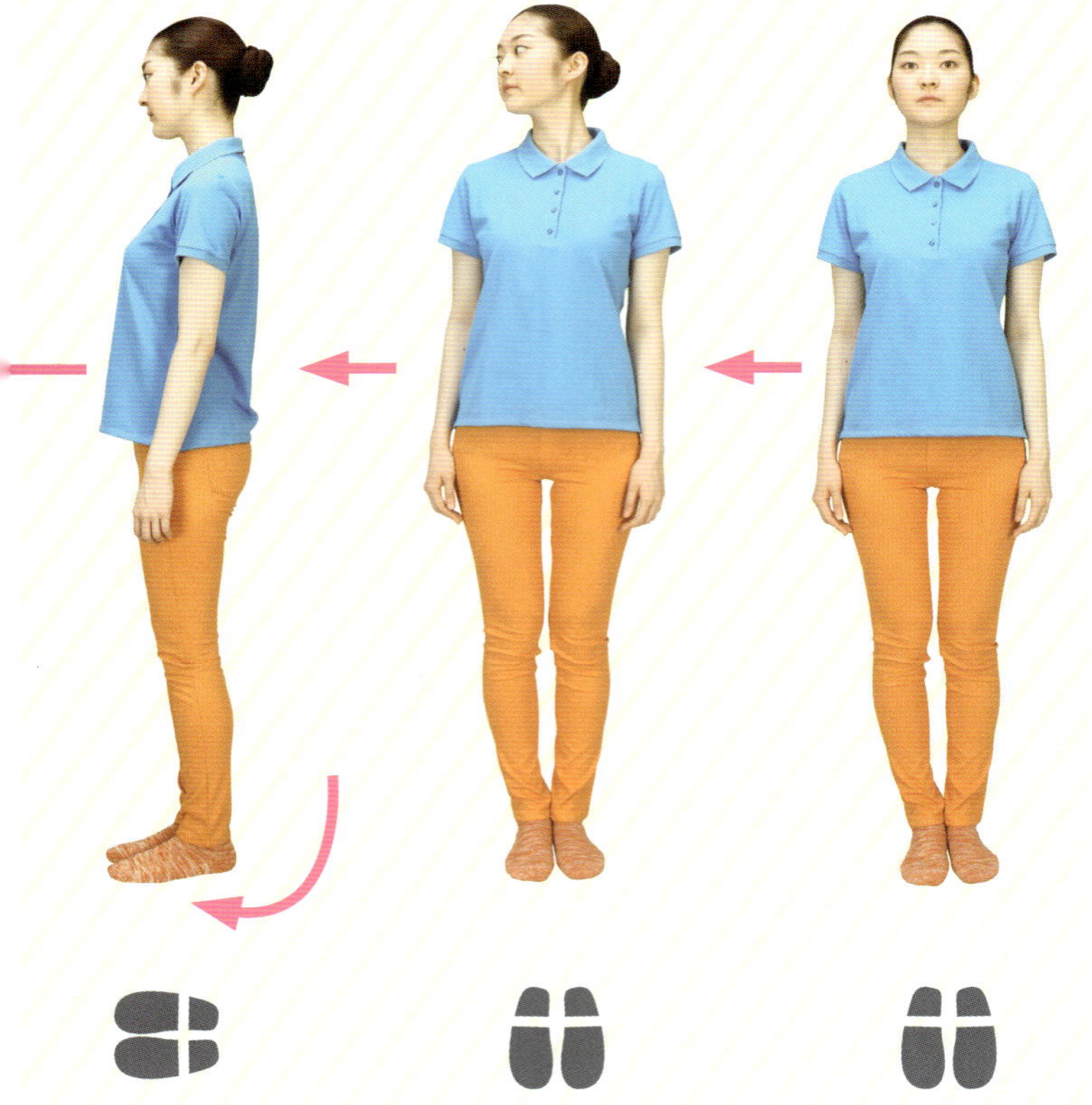

＊ベッドで寝返りの練習がこわい方は、エア寝返りから始めてみましょう。これでもクラッとする方は、ハーフターンも必ず練習に取り入れましょう。

1回3セット×1日3回

4 正面に戻り、ゆっくり10数える

5 顔だけを左に向け、ゆっくり10数える

6 体を左に向け、ゆっくり10数える

7 正面に戻る

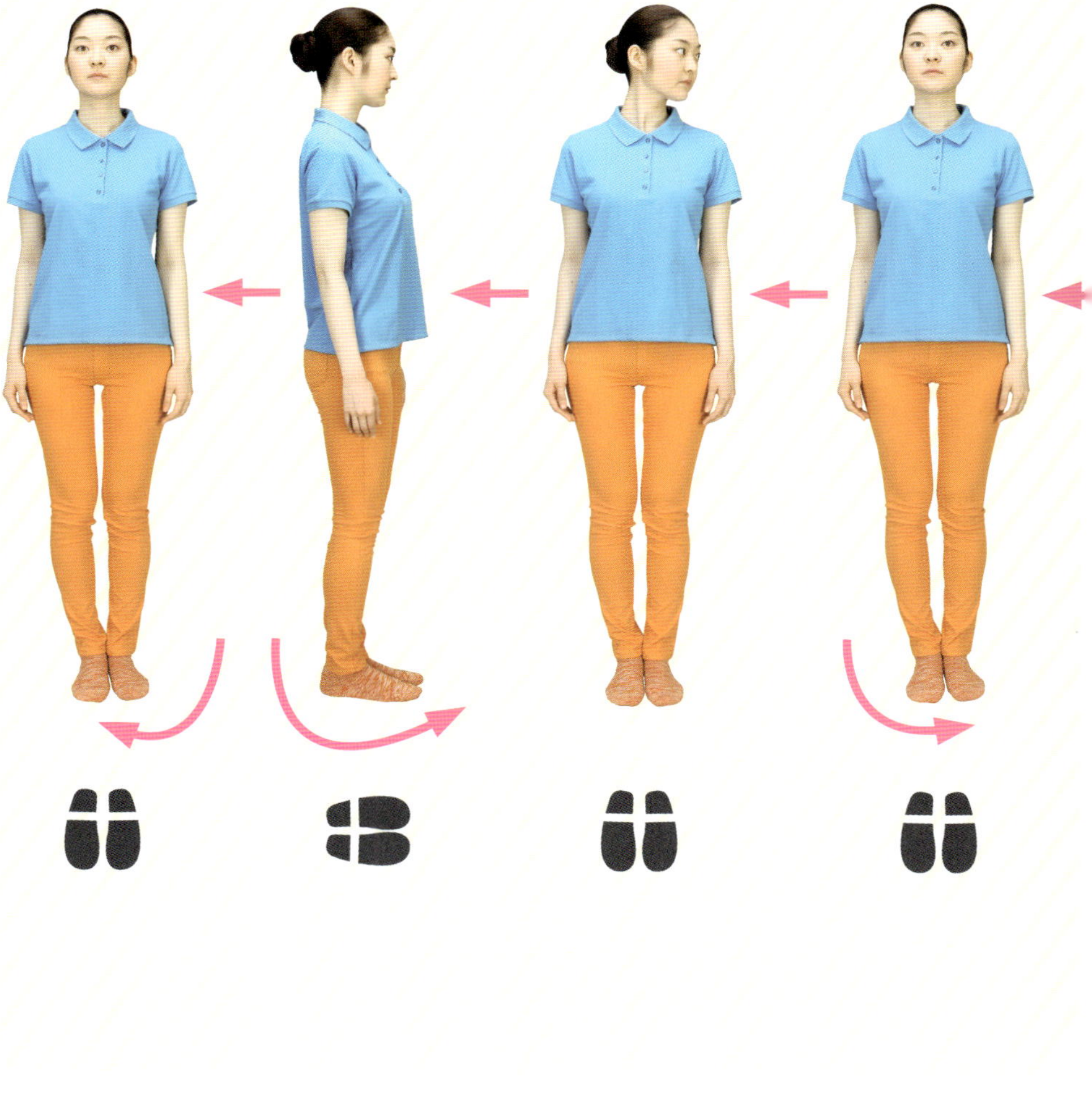

Lesson 4
寝っころがって体操

19 寝起き

寝る、起きる、寝返りがつらくなくなる

どんなことをするの？

座る、寝るの動作をくり返す

頭枕 頭に枕をして、座る、寝るをくり返す

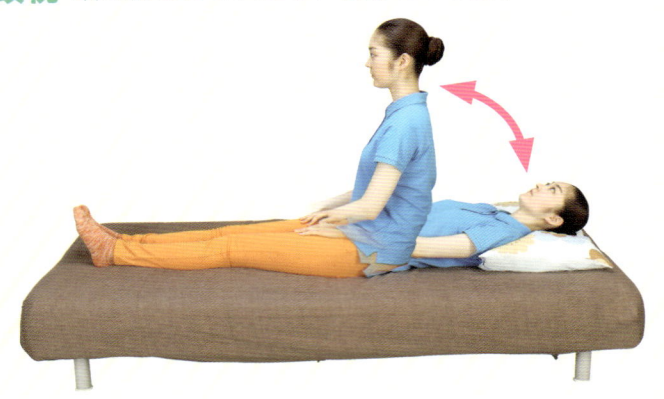

肩枕 慣れたら枕を肩にずらして、座る、寝るをくり返す

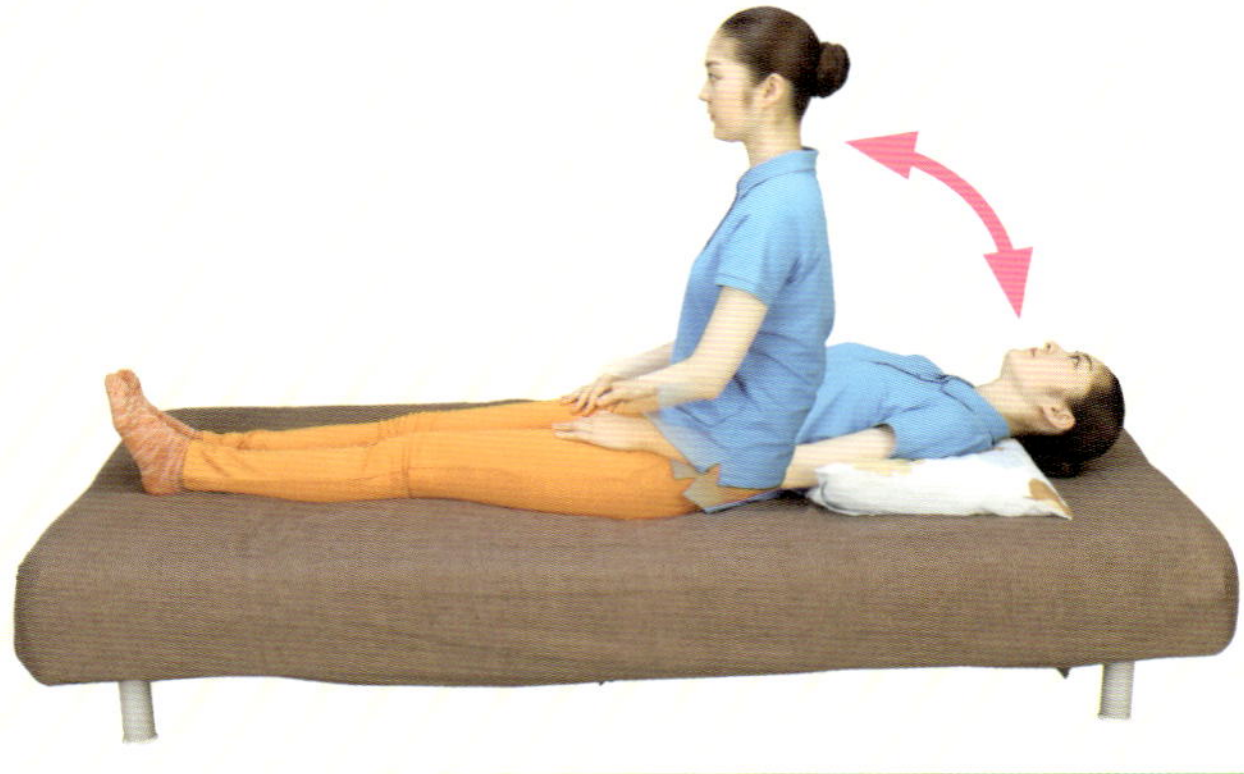

正面2回、右ひねり2回、左ひねり2回を1セット ×1日3セット（各食事前）

こんな症状に効く！

歯科医の診療台や、美容院、理容院のシャンプー台でクラッ

スムーズにできるようになったら、ひねりをくわえる

右にひねる

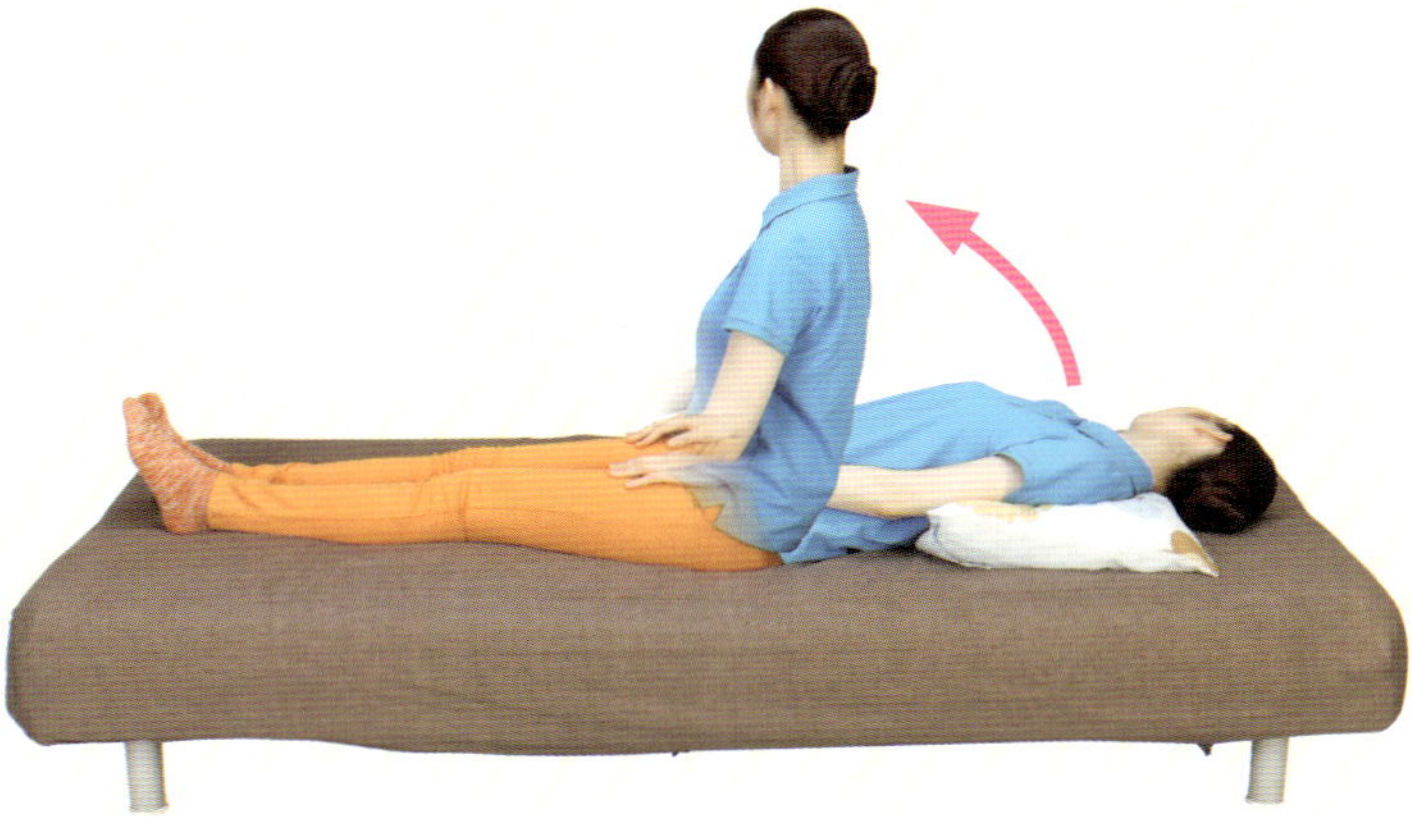

左にひねる

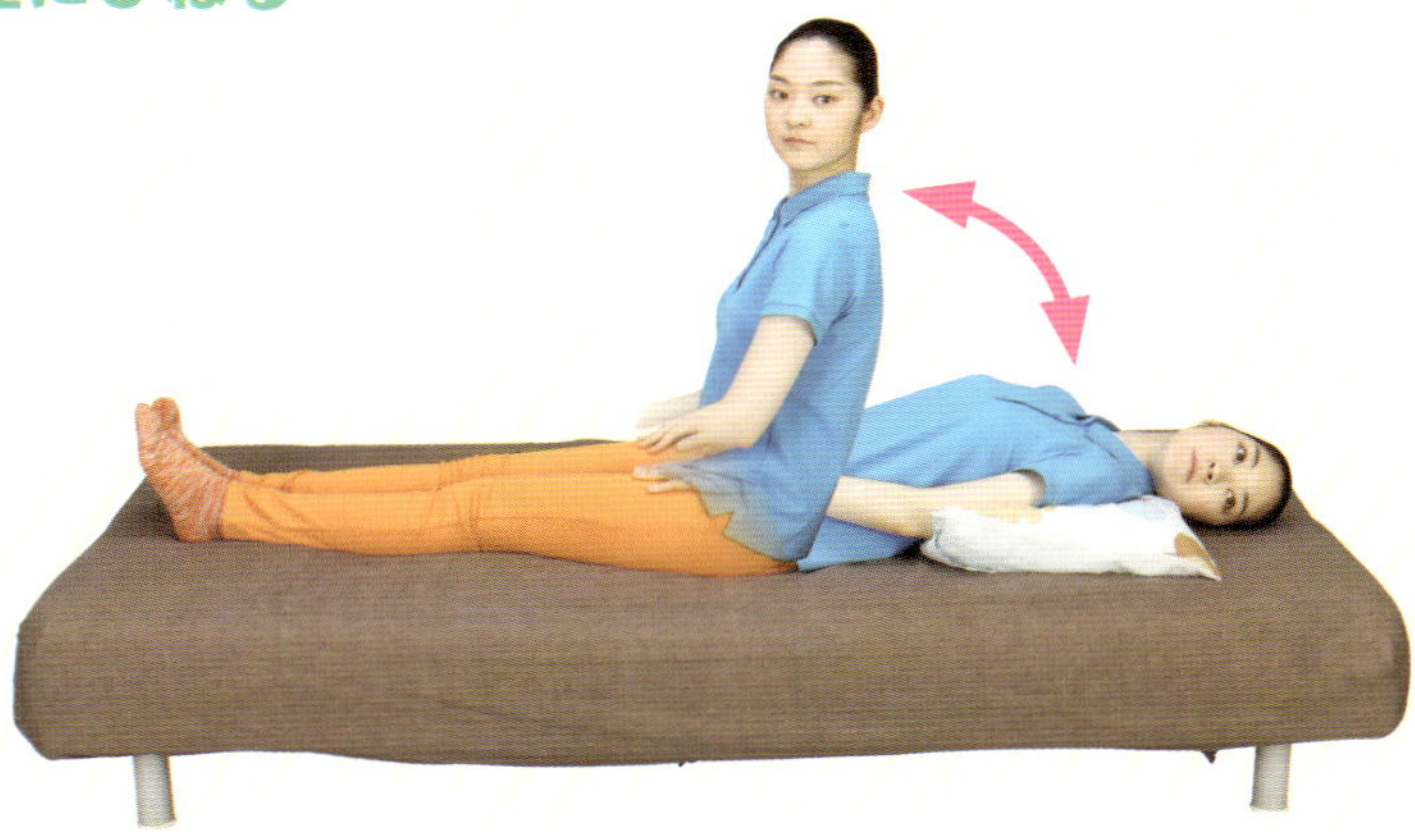

＊100ページを参考にして、介助者とともに行なってください。

寝起きの介助のコツ

ポイントは
耳石器を
刺激する！

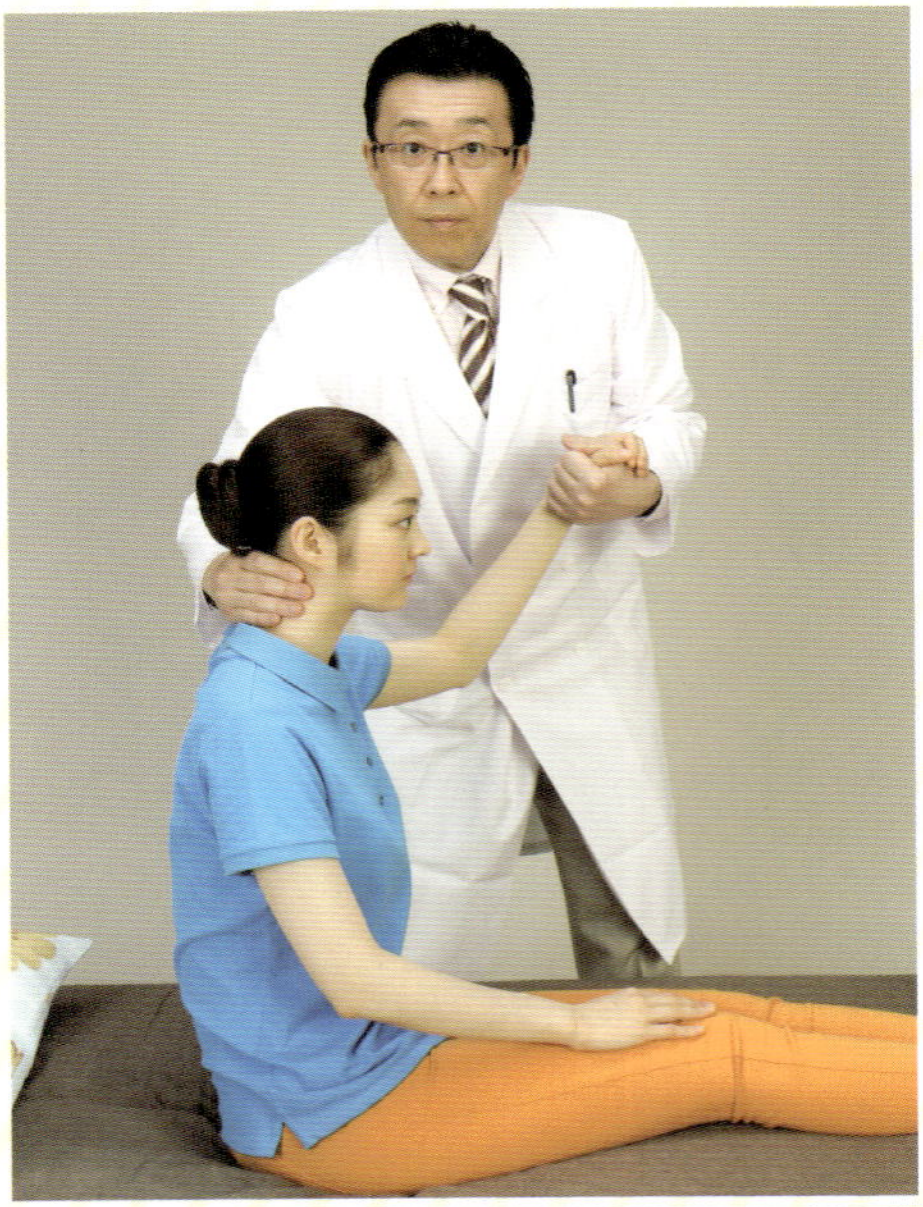

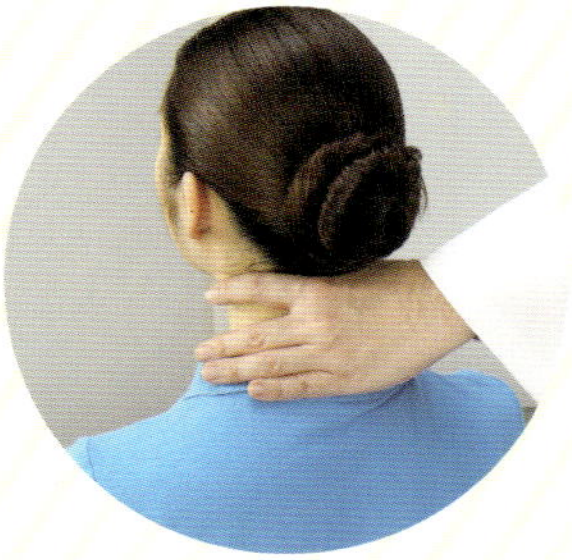

介助者は、めまい
患者さんの首と手
をしっかり持つ

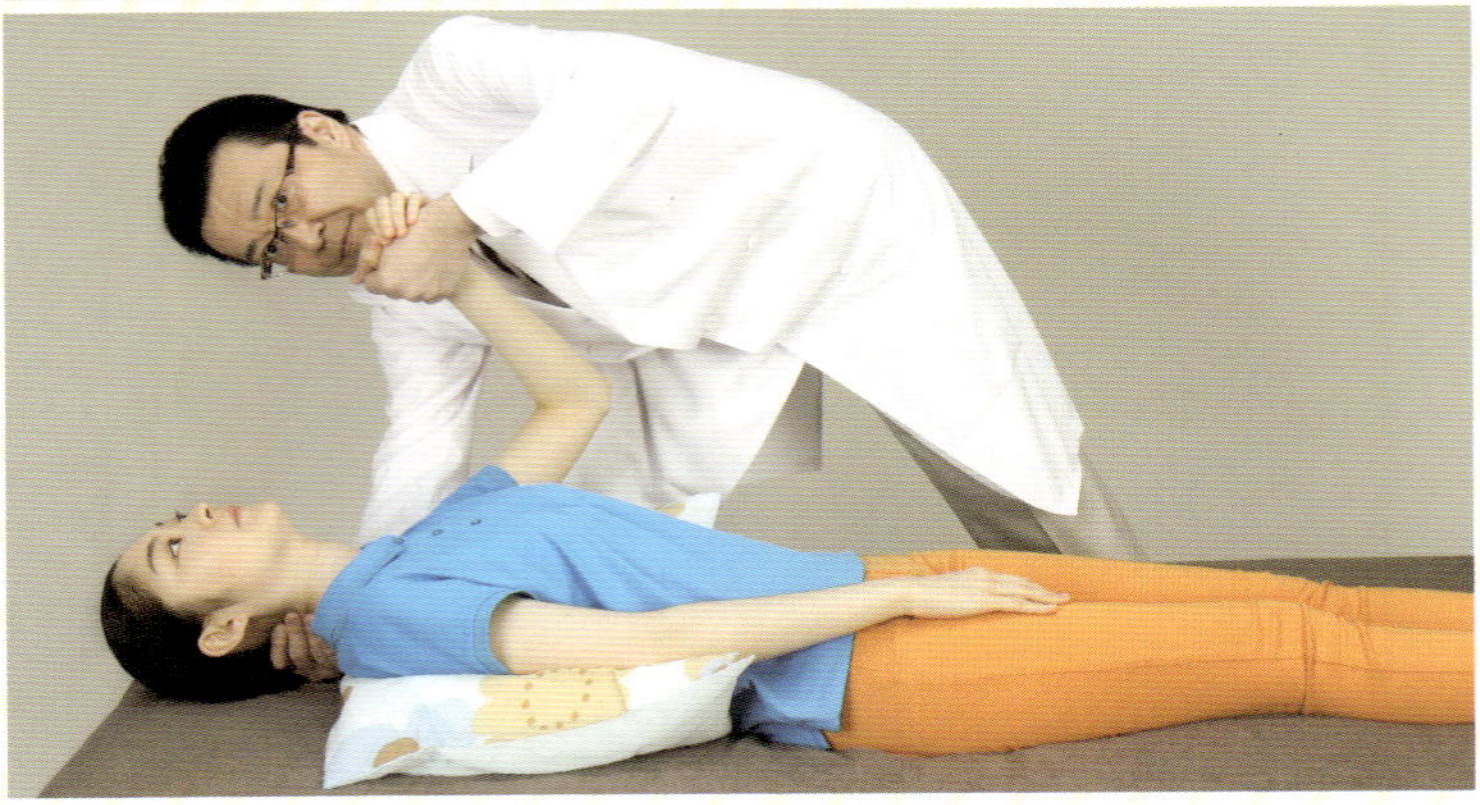

腹筋運動ではなく、スピード感をもって起き上がるようにする

＊骨そしょう症、首、腰を痛めている方は、この体操を行なわないでください。

○ 介護者は遠心力を使い、患者さんを起こす

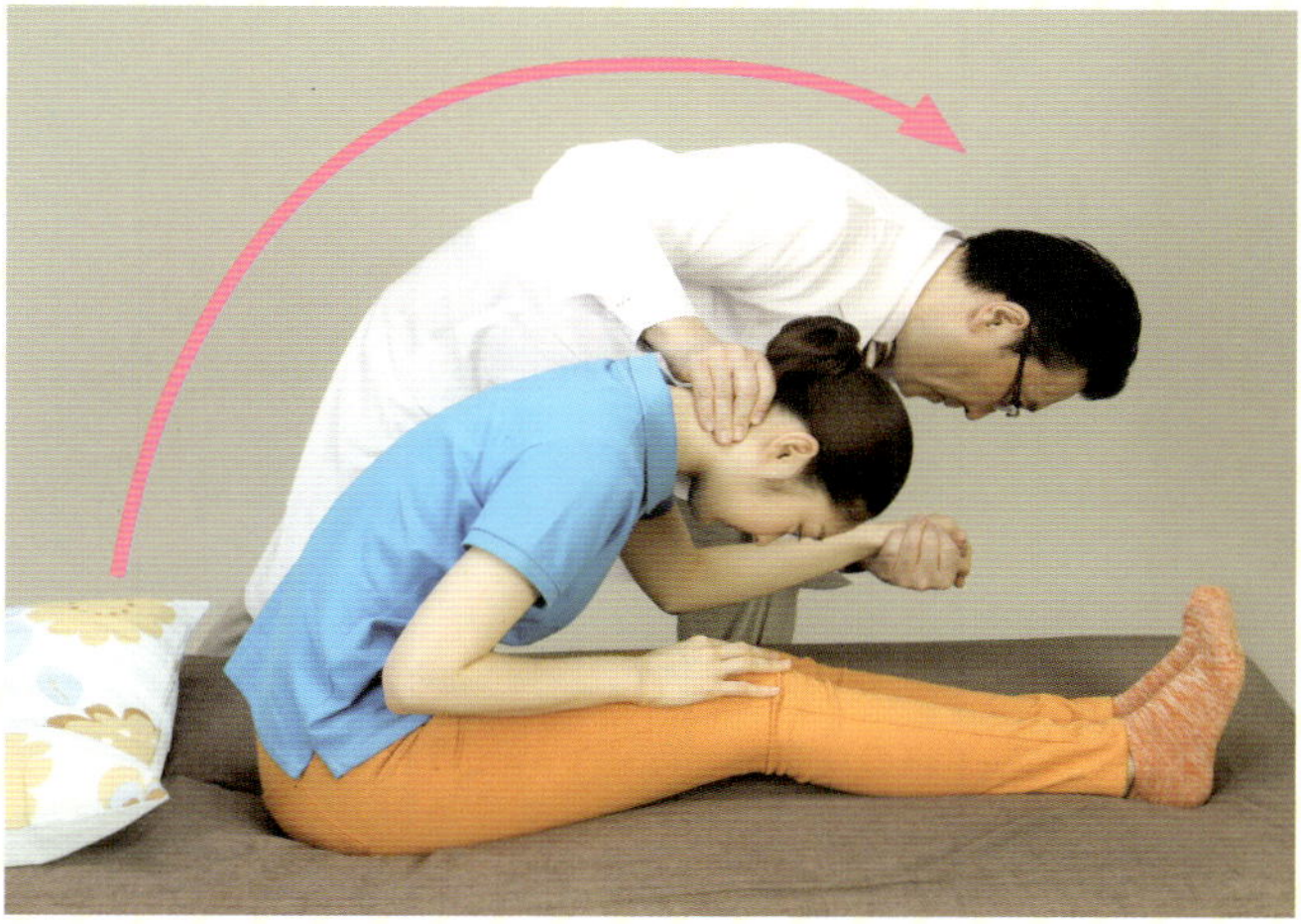

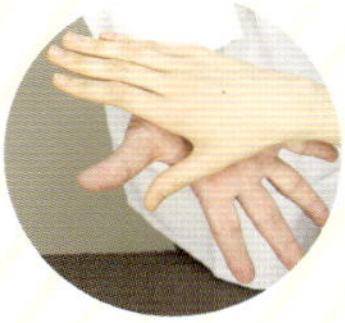

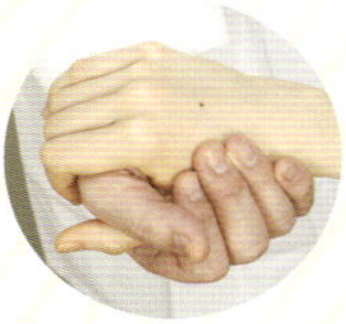

手は親指同士が×になるよう、しっかりつなぐ

× 介助者が患者さんの後方に位置するとスピード感をもって起こすことができない

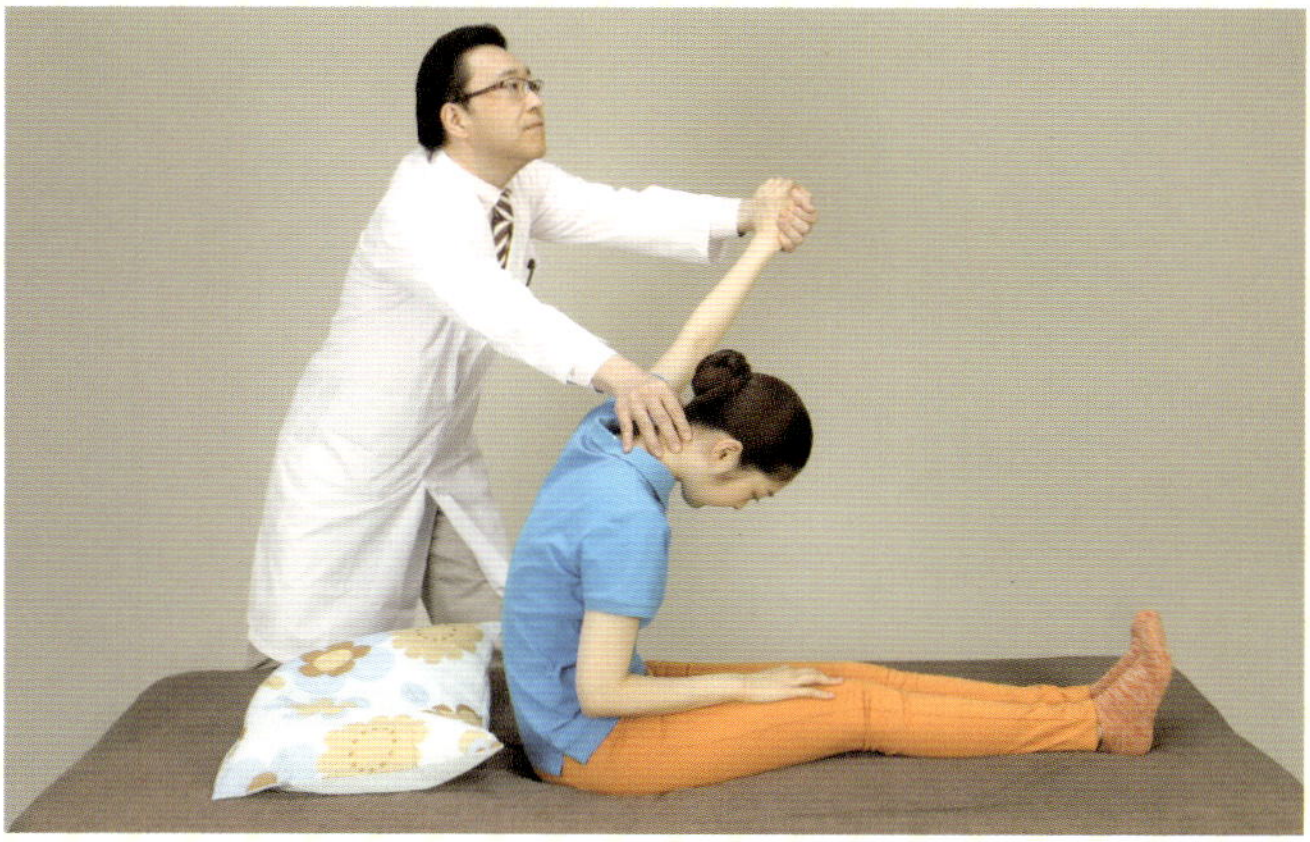

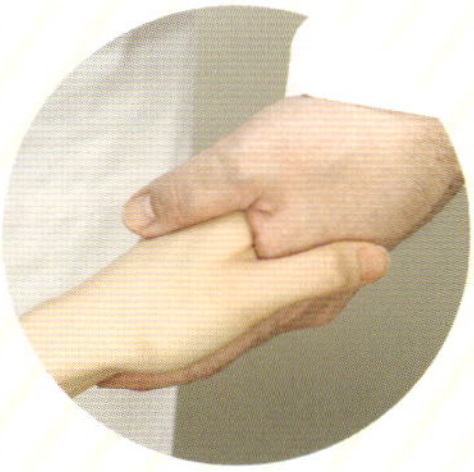

親指同士が平行では力が入らない

Lesson 4
寝っころがって体操

寝る、起きる、寝返りがつらくなくなる

20-① 自分で行なうエプレ法

右耳が悪い場合

こんな症状に効く！

枕に頭がつくとめまいがする

お願い

必ず病院で、良性発作性頭位めまい症（後半規管型：寝起き型）と診断がつき、医師の許可が出た方が行なってください。

許可の後、時間間隔をとり1日3回（各食事前）に行なってください

1 座って顔を右45度に向ける

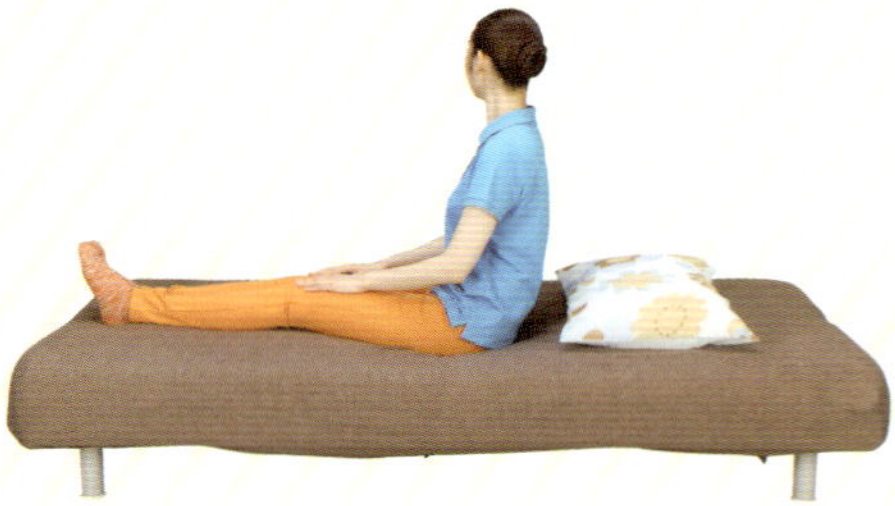

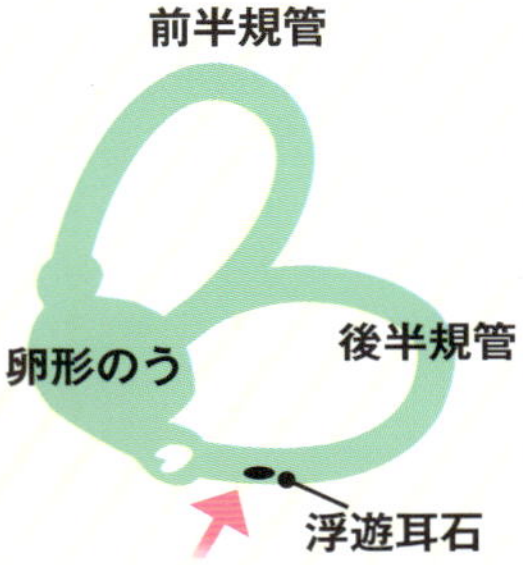

2 右を向いたまま寝る。この姿勢でゆっくり30数える

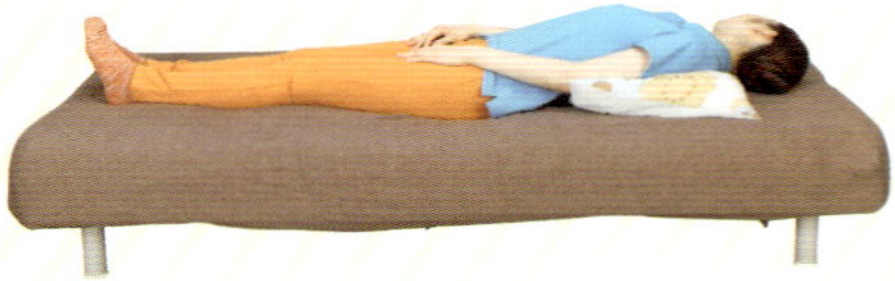

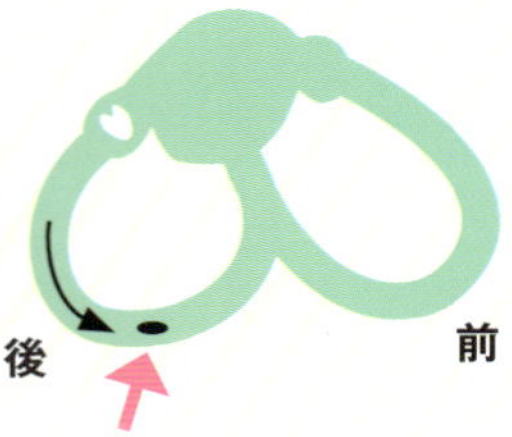

3 顔をゆっくり左45度に向ける。この姿勢でゆっくり30数える

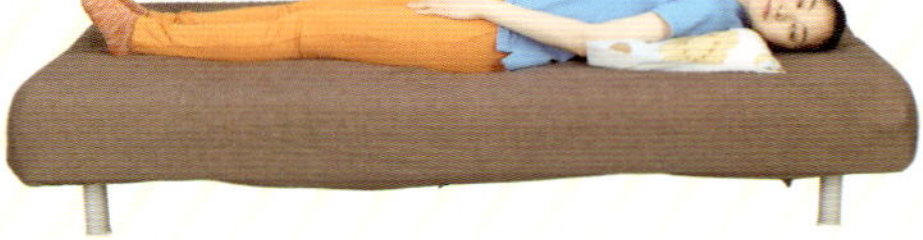

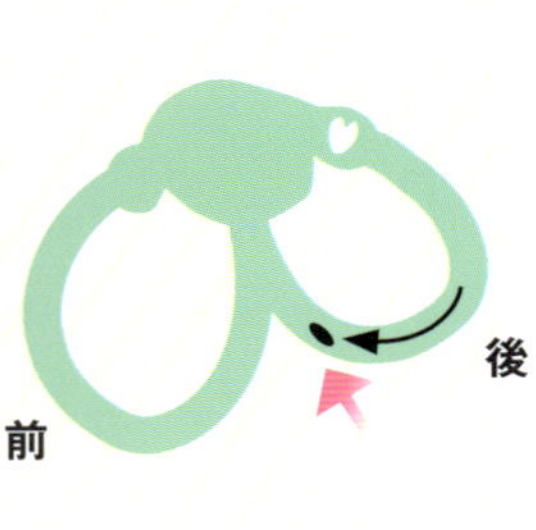

1日3回（各食事前）

4 左に寝返りをし、顔だけ下にぺたんとつける。この姿勢でゆっくり30数える

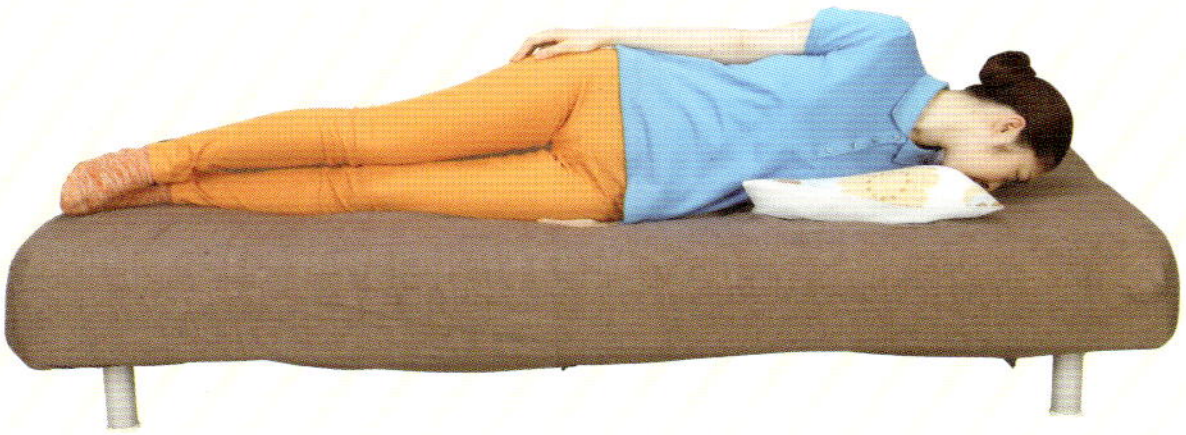

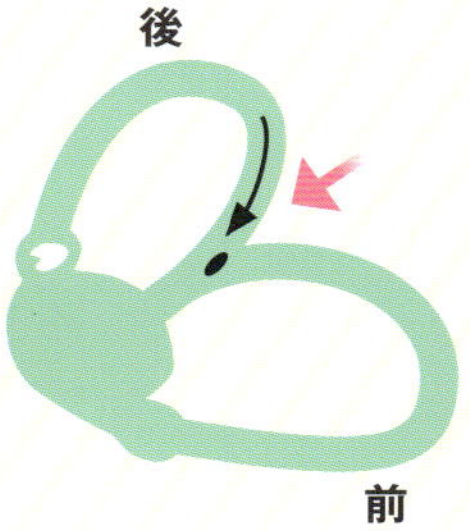

5 ゆっくりと体を起こす

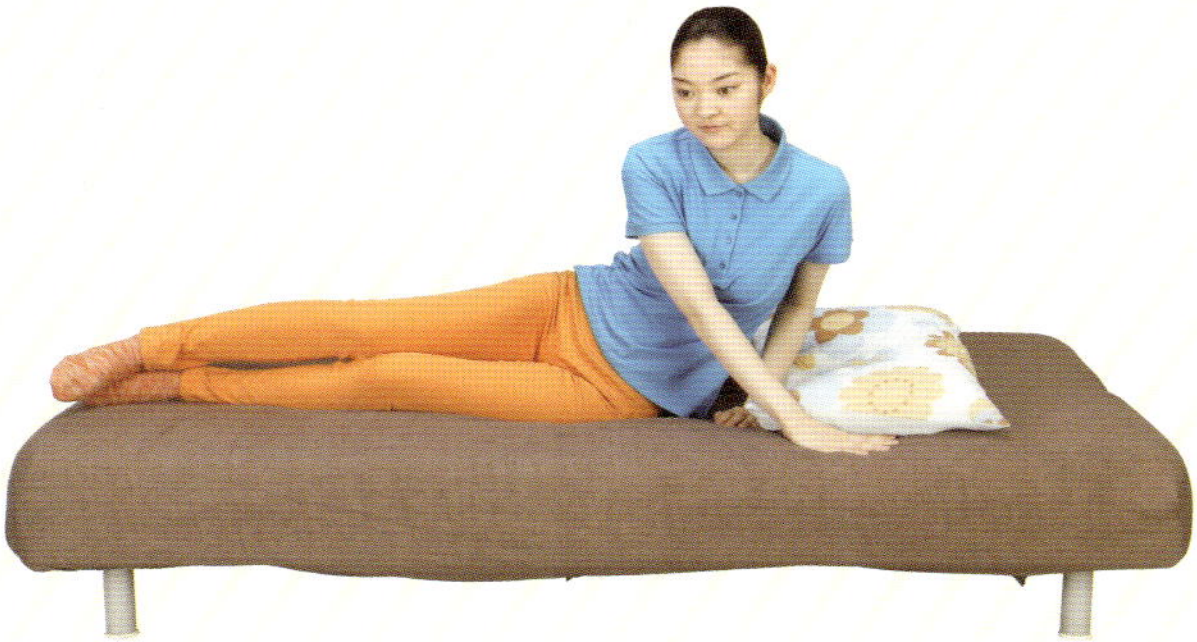

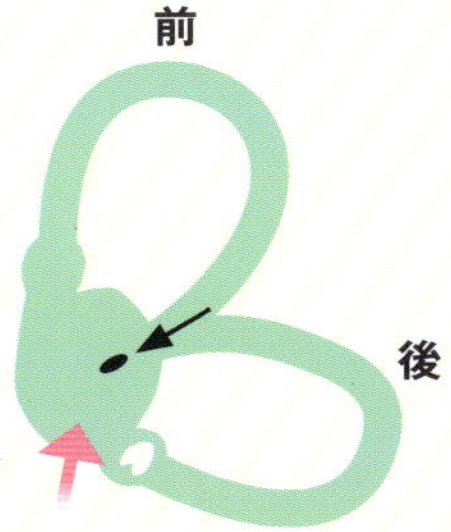

6 足を伸ばして座ると同時に顔を下に向け、ゆっくり100数える

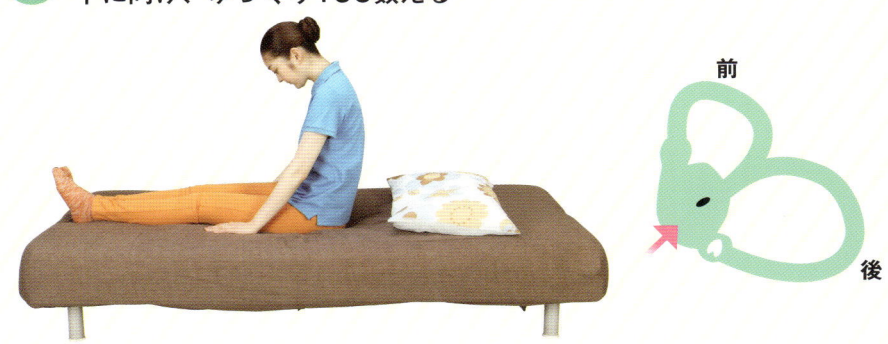

Lesson 4

寝っころがって

体操

20-② 寝る、起きる、寝返りがつらくなくなる

自分で行なうエプレ法

左耳が悪い場合

こんな症状に効く！

枕に頭がつくとめまいがする

お願い

必ず病院で、良性発作性頭位めまい症（後半規管型：寝起き型）と診断がつき、医師の許可が出た方が行なってください。

許可の後、時間間隔をとり1日3回（各食事前）に行なってください

1 座って顔を左45度に向ける

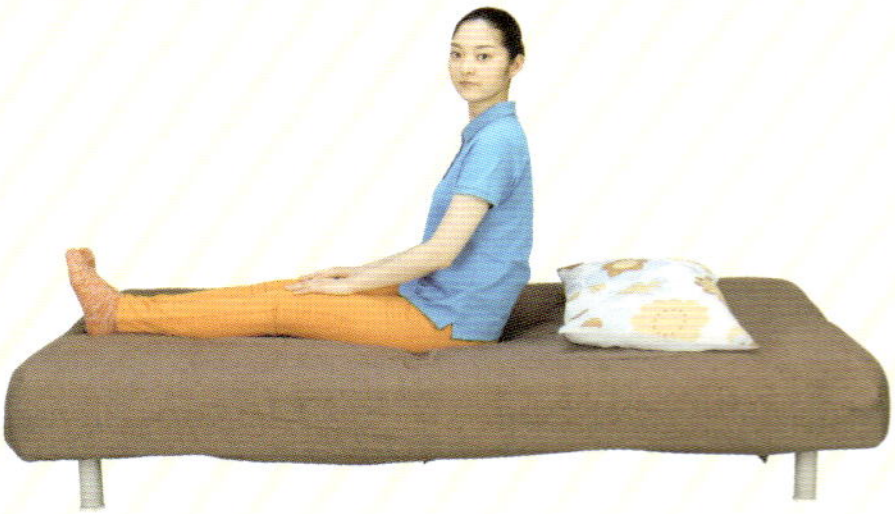

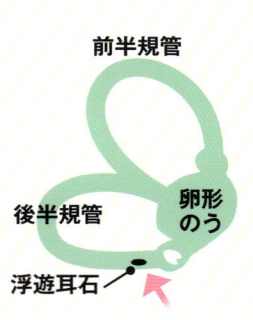

2 左を向いたまま寝る。この姿勢でゆっくり30数える

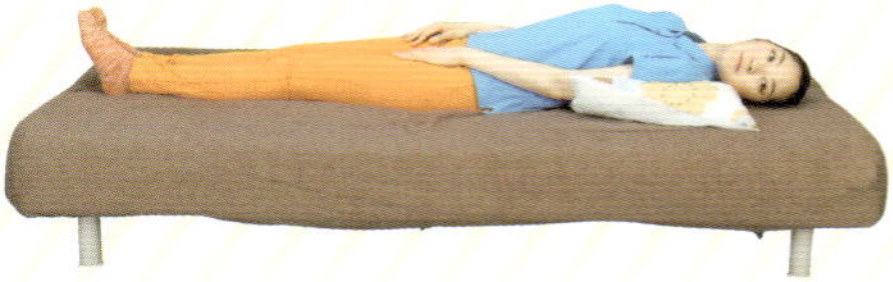

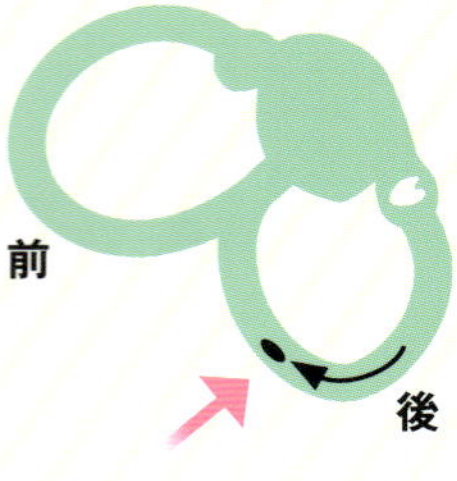

3 顔をゆっくり右45度に向ける。この姿勢でゆっくり30数える

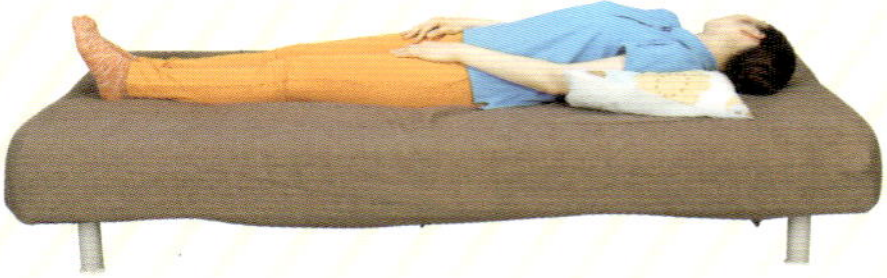

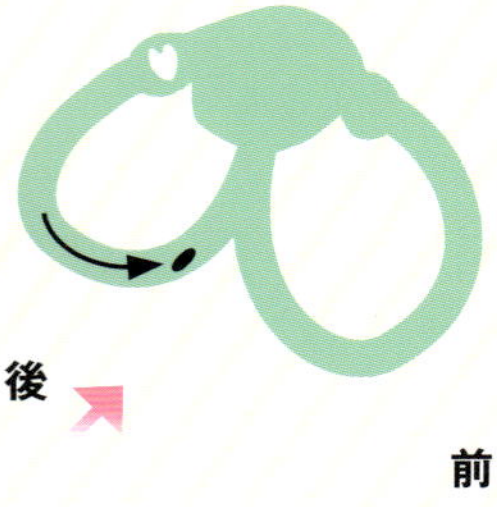

1日3回（各食事前）

④ 右に寝返りをし、顔だけを下につける。この姿勢でゆっくり30数える

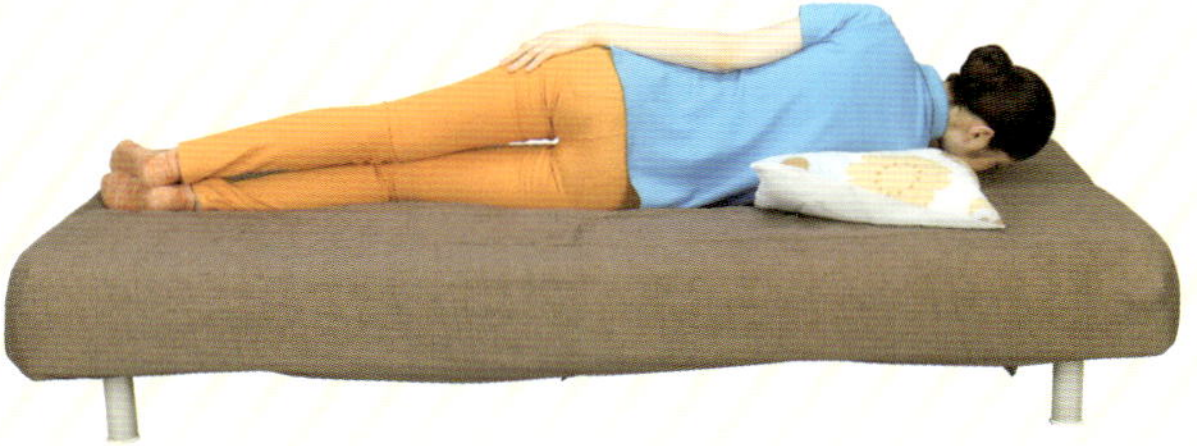

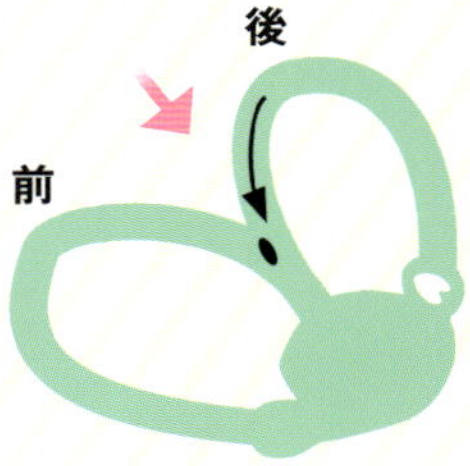

⑤ ゆっくりと体を起こす

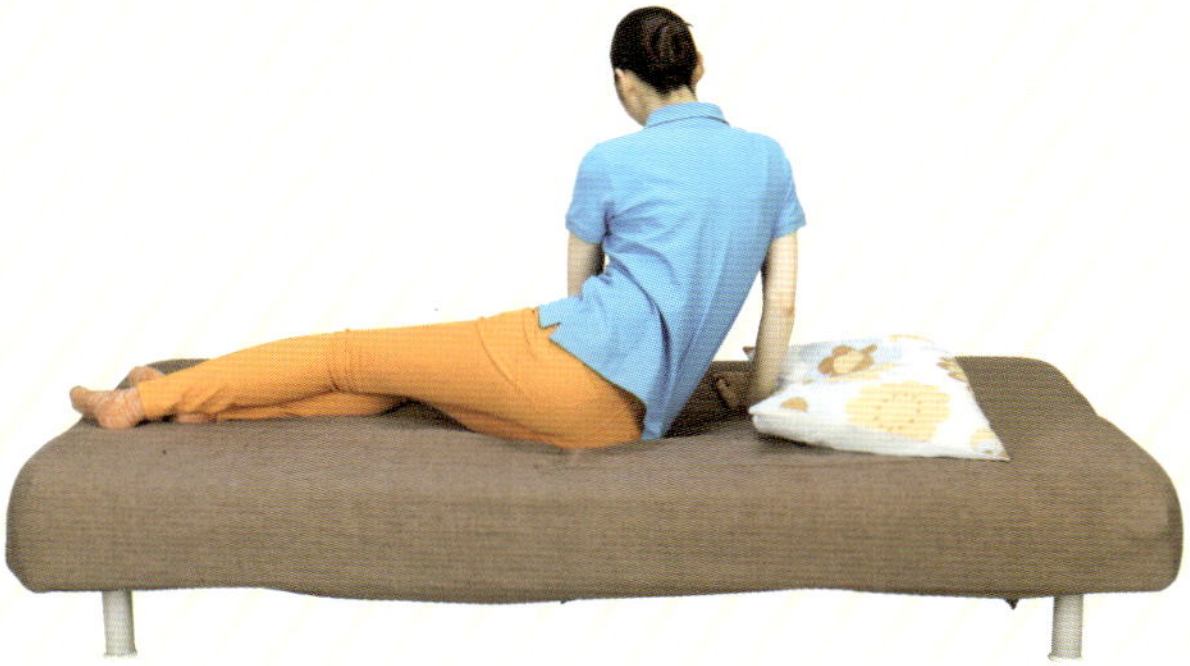

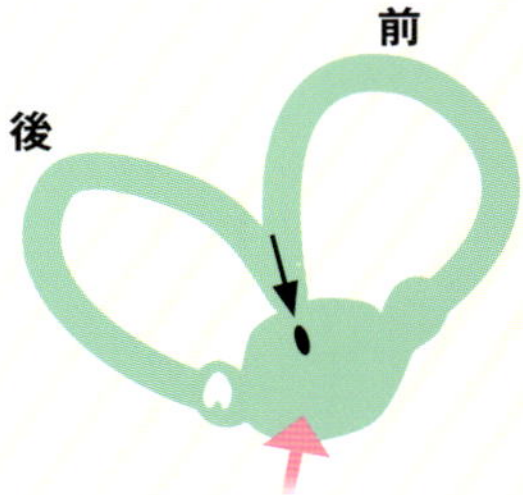

⑥ 足を伸ばして座ると同時に顔を下に向け、ゆっくり100数える

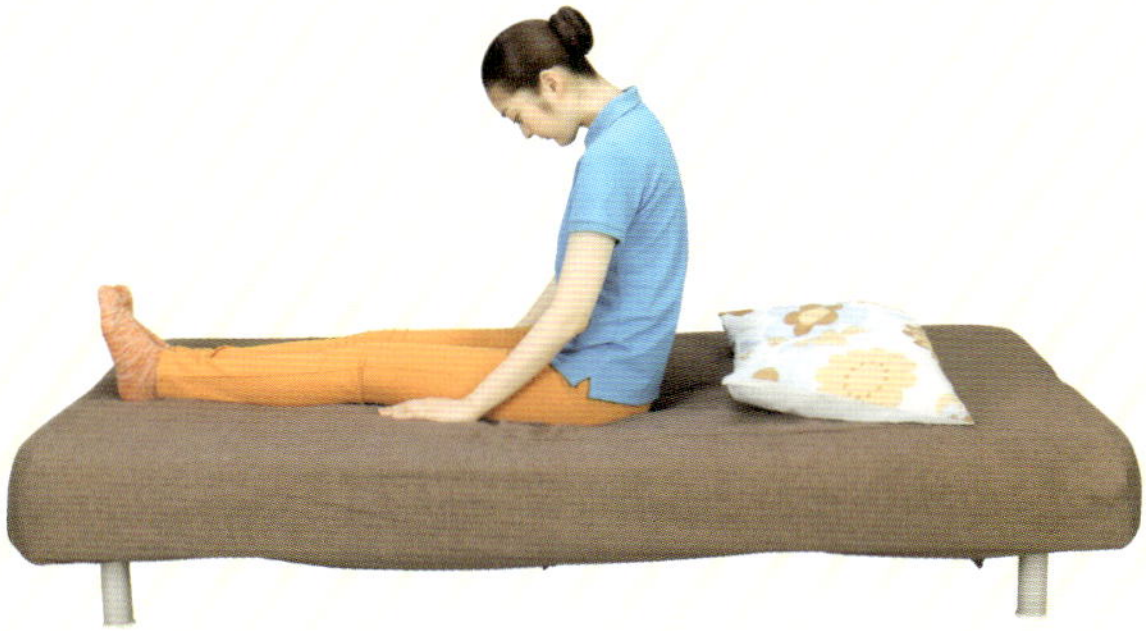

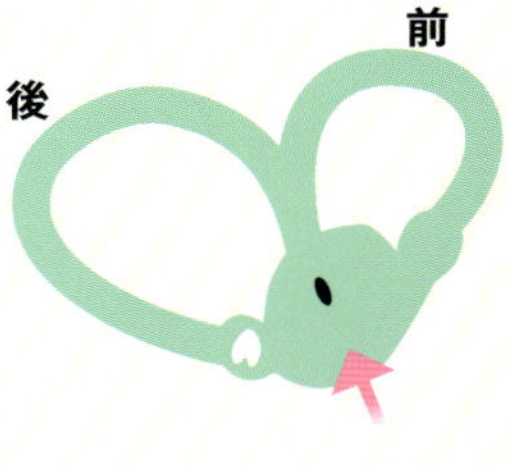

寝返りが楽になるコツ

寝返りの動作がうまくできないときは、寝返りしたい方向と逆の足を立て、その足で押すようにすると、楽にできます。例：102～104ページの自分で行なうエプレ法の③、④の動作のときのコツなど。

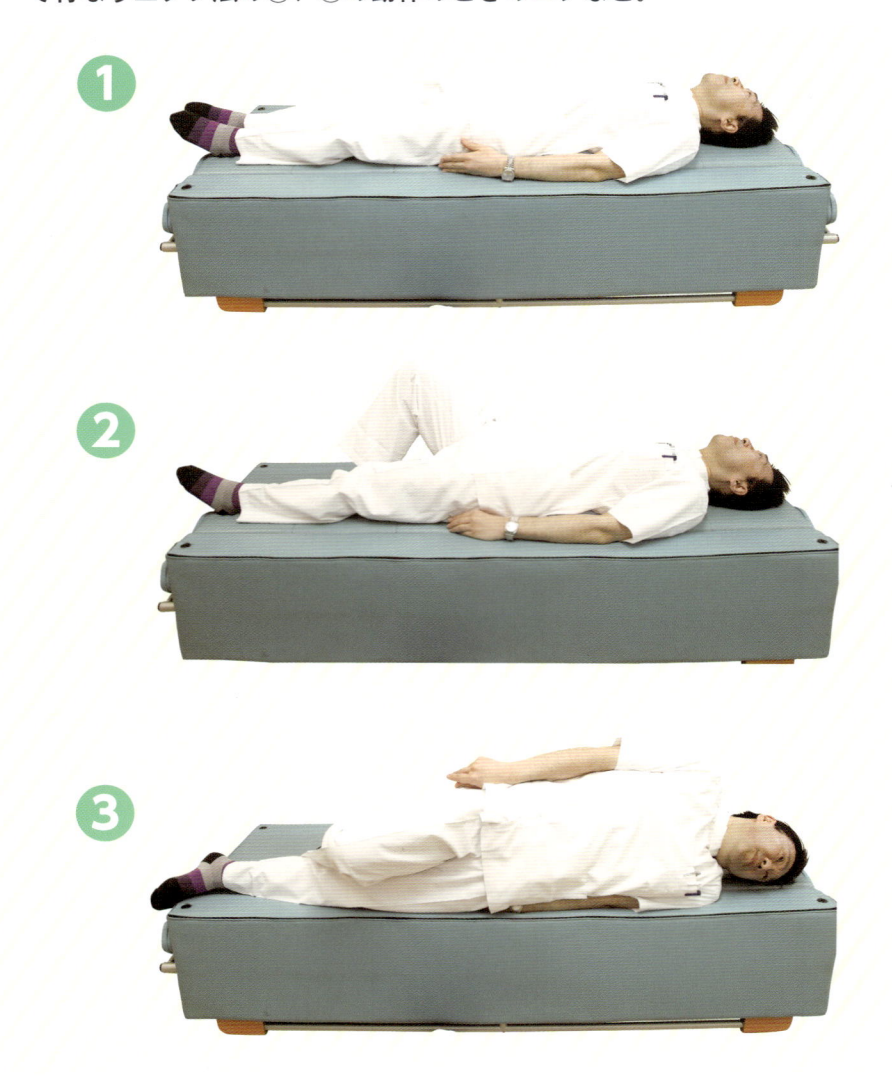

1

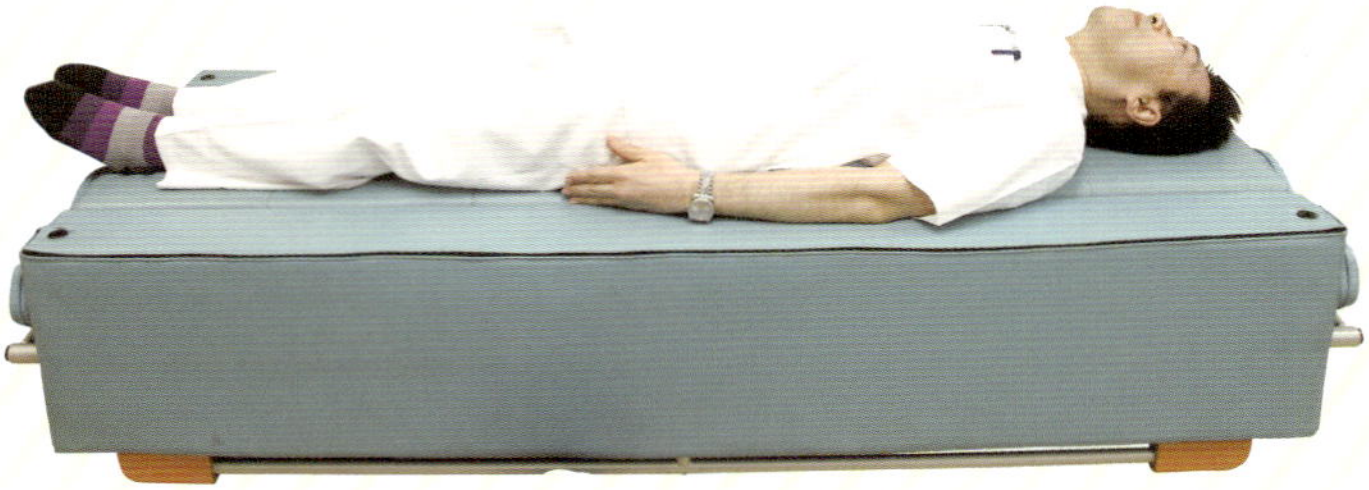

2

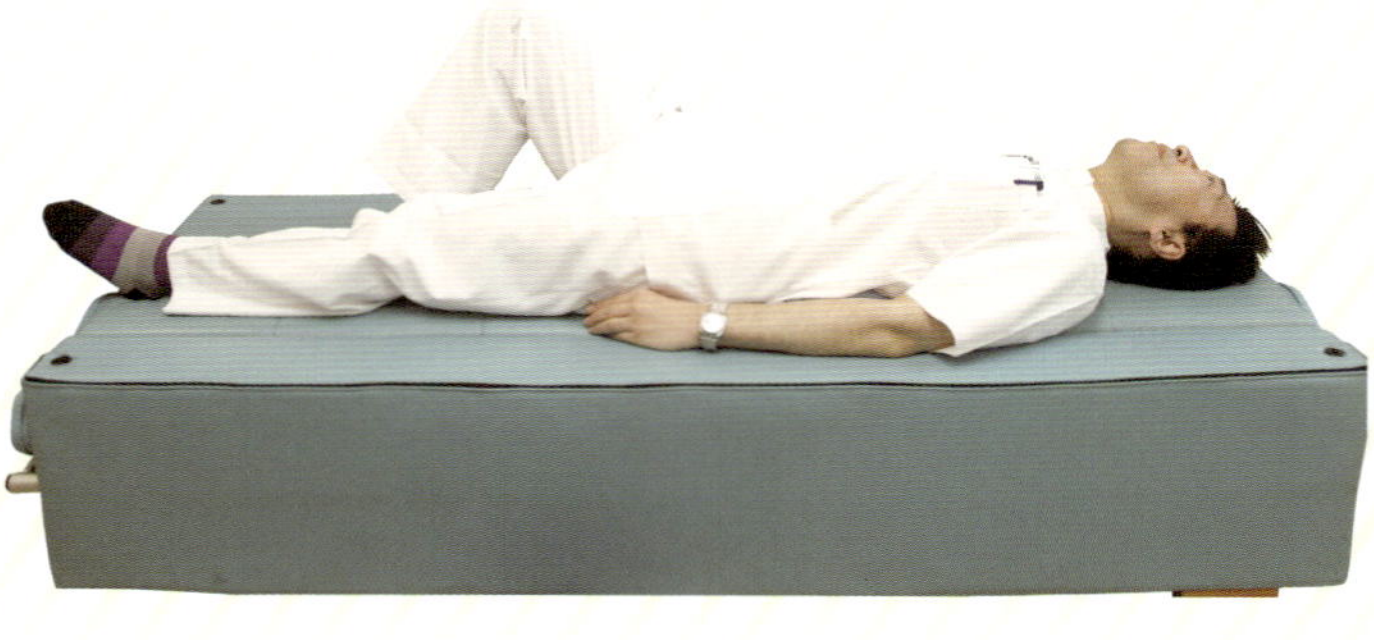

3

私が、めまいリハビリ体操を指導した患者さんの最高齢はなんと１０２歳です。年齢のせいにしてはいけません。いくつになったって、治そうと思う意志があればめまいを治すことはできます。１００点を取ろうと思わないで、まずは60点、70点を目指してがんばろう！

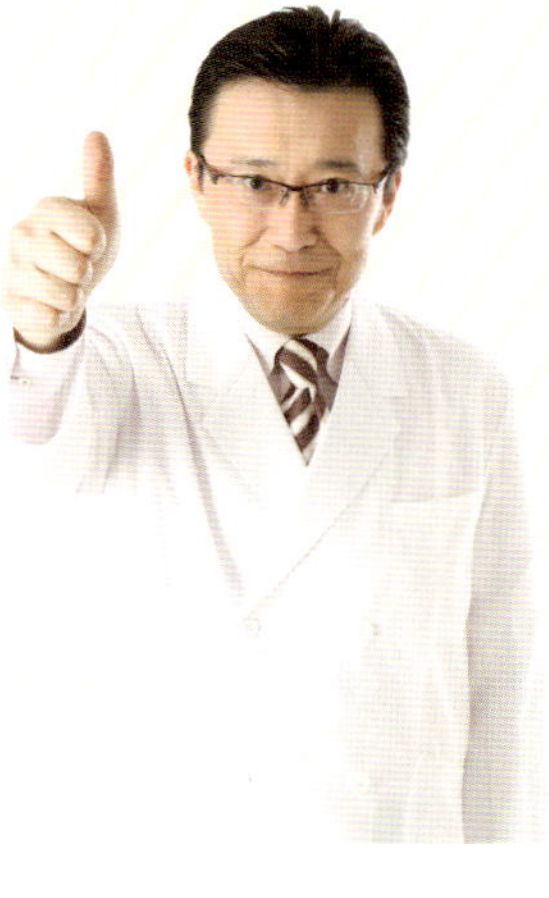

Lesson 5

特別体操

21 振り上げ

体をかがめたときのめまいをなくす

こんな症状に効く！

かがんだときにクラッ

どんなことをするの？

〔椅子に大きく股を広げ座り、顔を振り上げる〕

1 椅子に座って頭を股の間に深く倒す。手は両脇でブラブラさせる

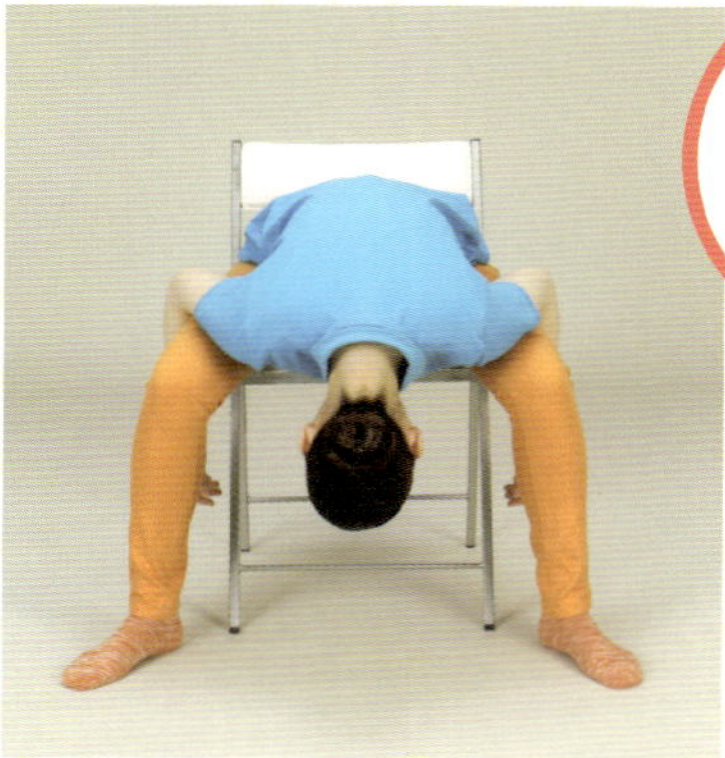

2回

2 思い切り、振り上げる

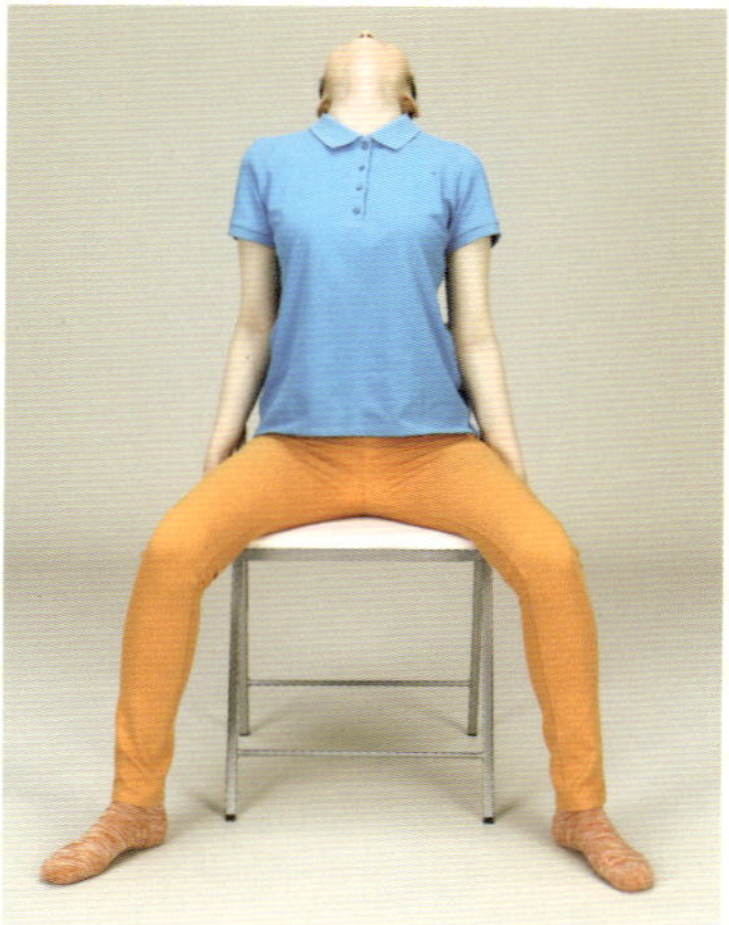

＊骨そしょう症、首、腰を痛めている方は、この体操を行なわないでください。

首や腰の悪い人は行なわない。慣れてきたら、左右のひねりをくわえる

1 左耳を左ひざにつける。視線は天井

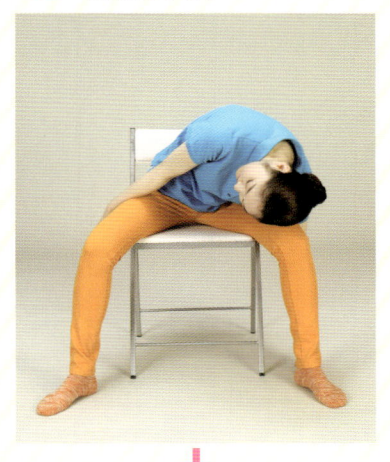

2 大きく振り上げる

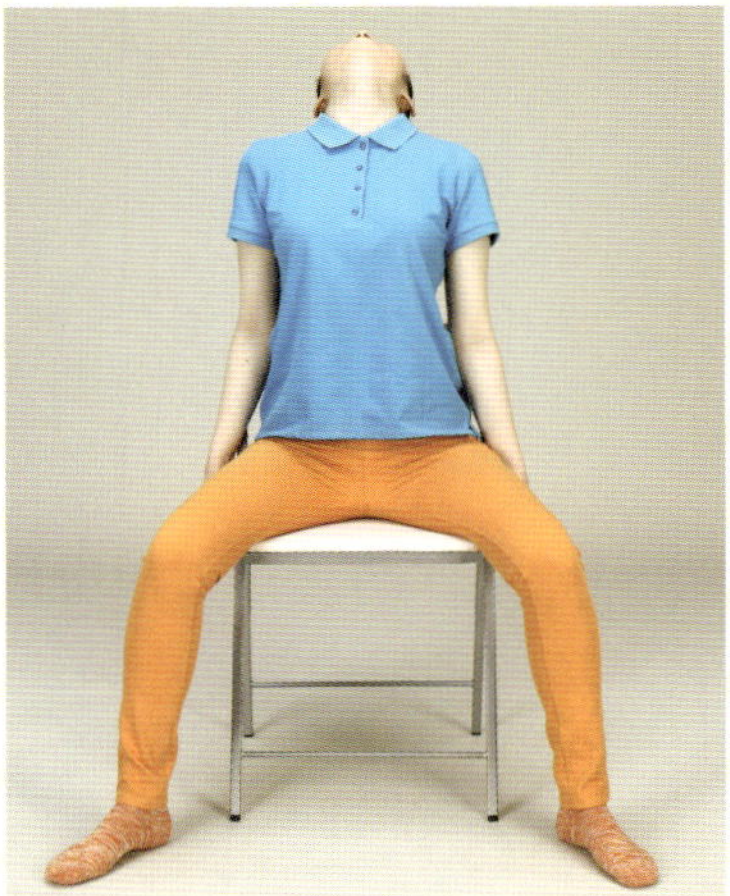

1 右耳を右ひざにつける。視線は天井

左右各2回

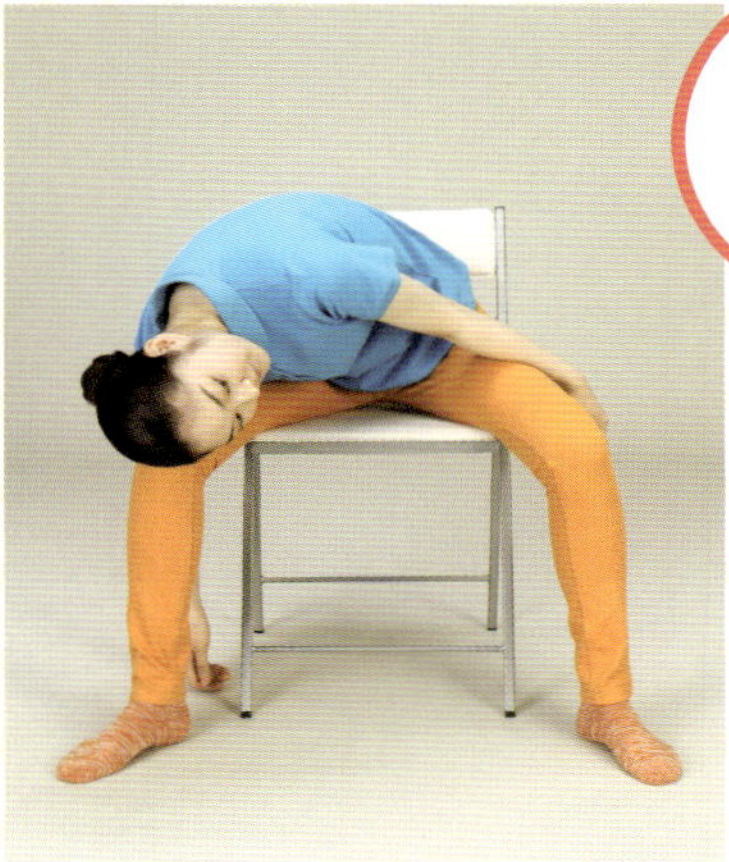

2 大きく振り上げる

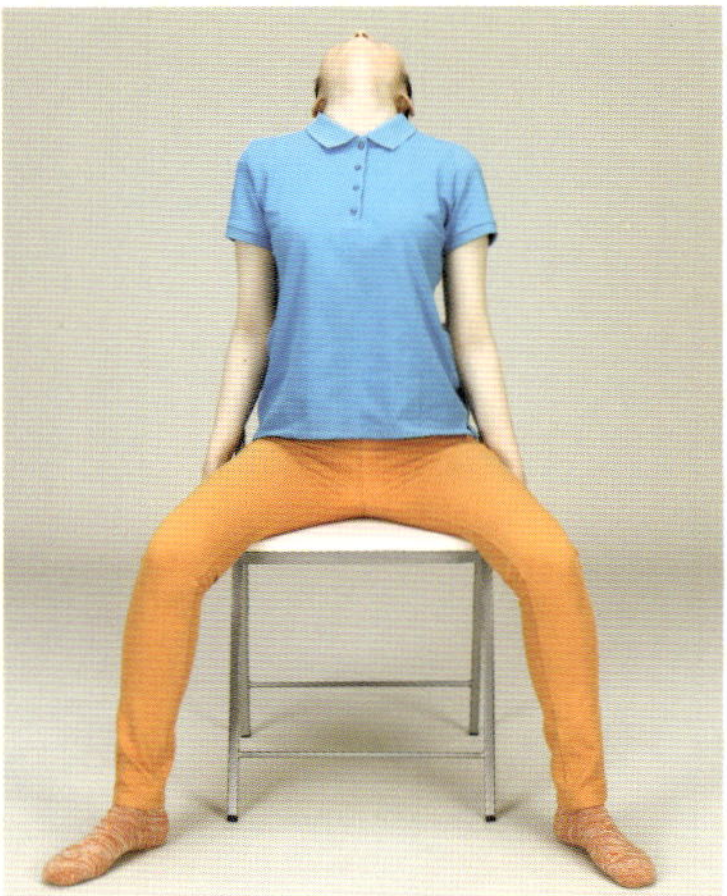

Lesson 5
特別体操

22-① 寝返りをうてるようになる 自分で行なうレンパート法

右レンパート（左耳が悪い場合）

お願い

必ず病院で、良性発作性頭位めまい症（外側半規管型：寝返り型）と診断がつき、医師の許可が出た方が行なってください。

許可の後、時間間隔をとり1日3回（各食事前）に行なってください

1日3回（各食事前）

1 あおむけに寝る。ゆっくり10数える

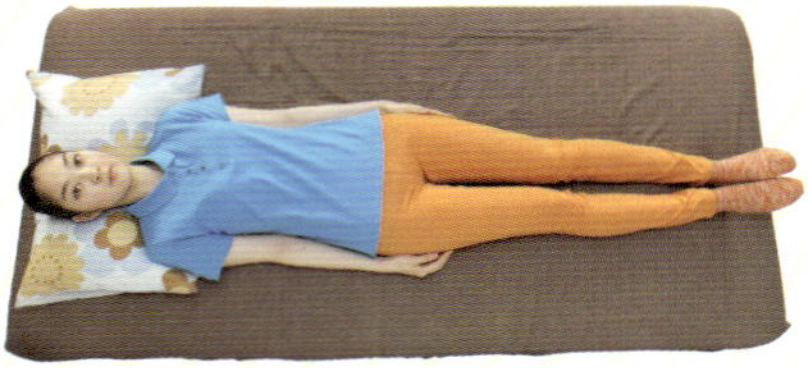

2 顔だけを右に向け、ゆっくり10数える

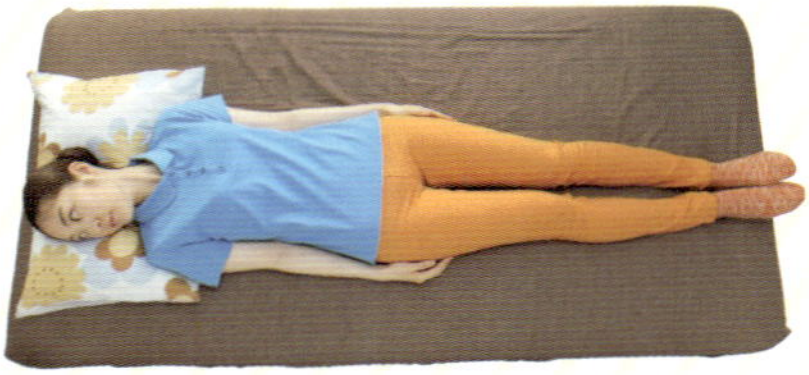

3 体を右に向け、ゆっくり10数える

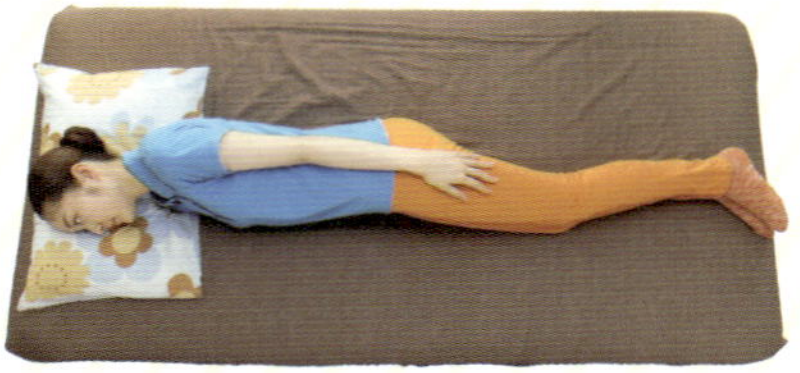

4 顔だけを下につけ、ゆっくり10数える

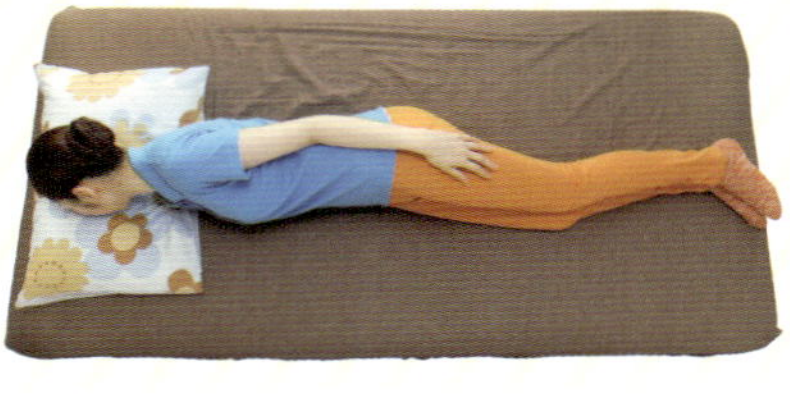

こんな症状に効く！

寝返りをうつときにクラッ

5 体を下に向け、ゆっくり10数える

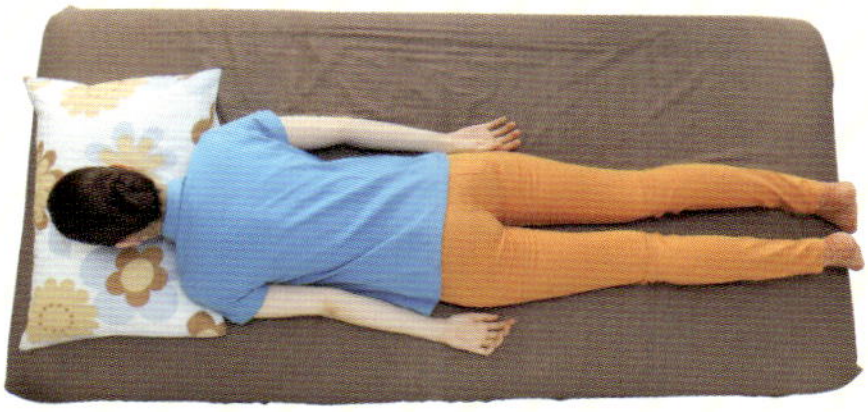

6 顔だけを右に向け、ゆっくり10数える

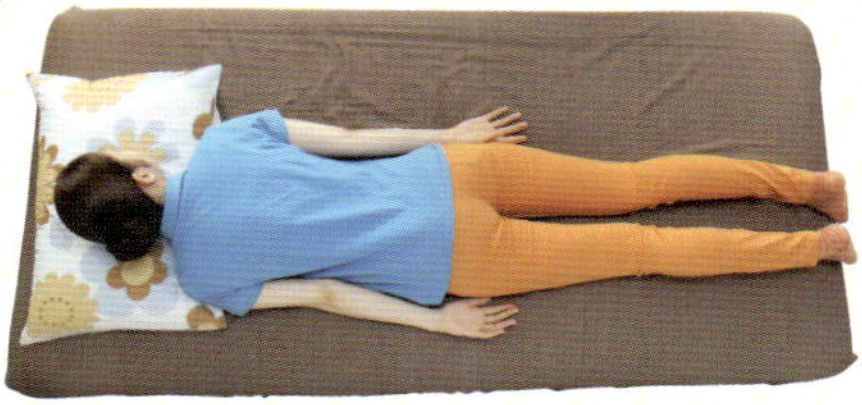

7 体ごと右に向け、ゆっくり10数える

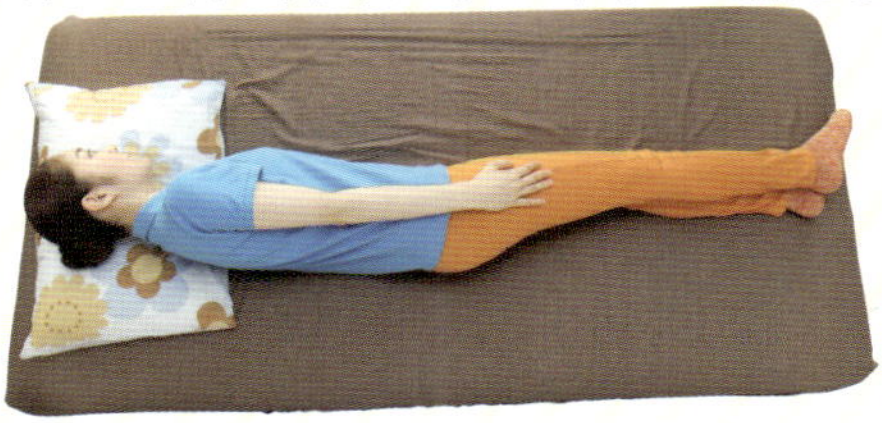

8 そのまま、ゆっくり起き上がる

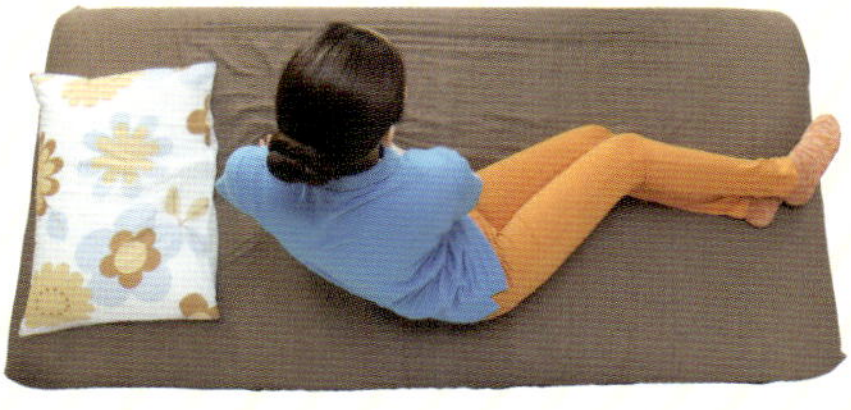

9 下を向いて、ゆっくり100数える

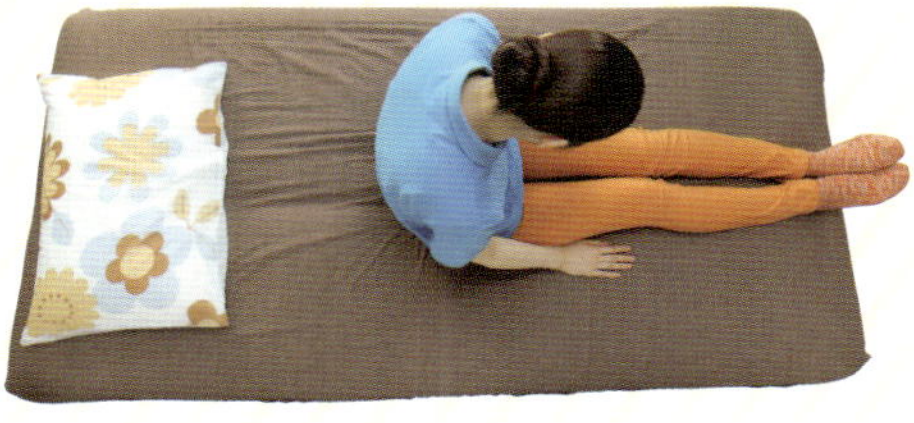

Lesson 5

特別体操

22-② 寝返りをうてるようになる 自分で行なうレンパート法

左レンパート（右耳が悪い場合）

こんな症状に効く!

寝返りをうつときにクラッ

お願い

〔必ず病院で、良性発作性頭位めまい症（外側半規管型：寝返り型）と診断がつき、医師の許可が出た方が行なってください。〕

許可の後、時間間隔をとり1日3回（各食事前）に行なってください

1日3回（各食事前）

1. あおむけに寝る。ゆっくり10数える

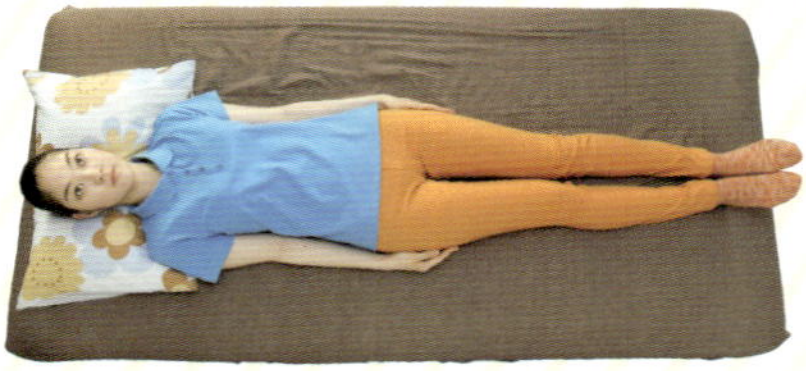

2. 顔だけを左に向け、ゆっくり10数える

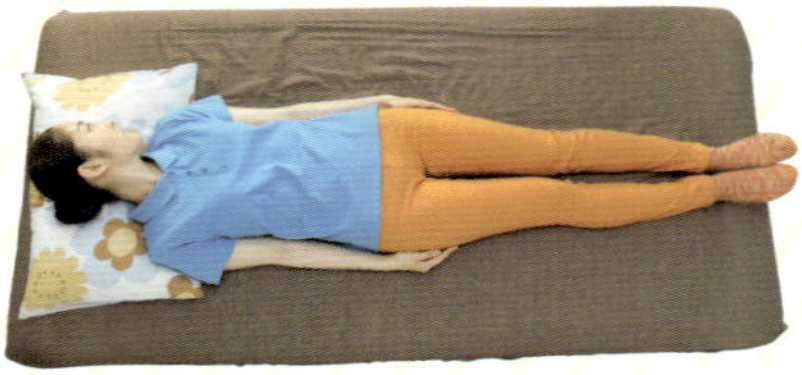

3. 体を左に向け、ゆっくり10数える

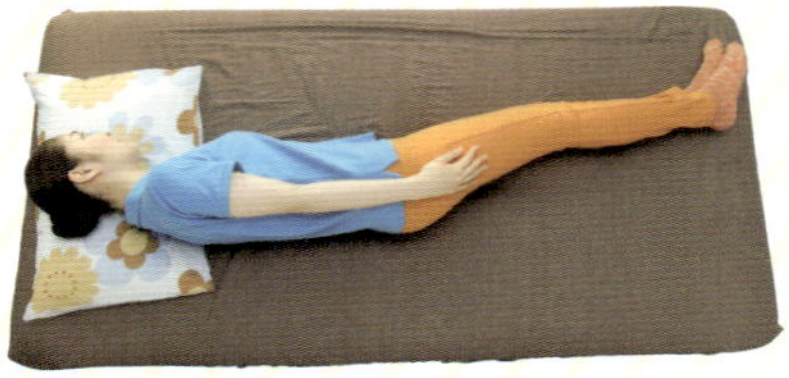

4. 顔だけを下につけ、ゆっくり10数える

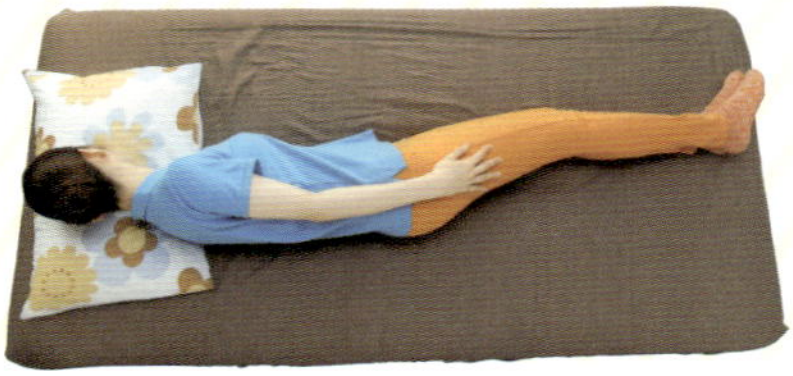

5 体を下に向け、ゆっくり10数える

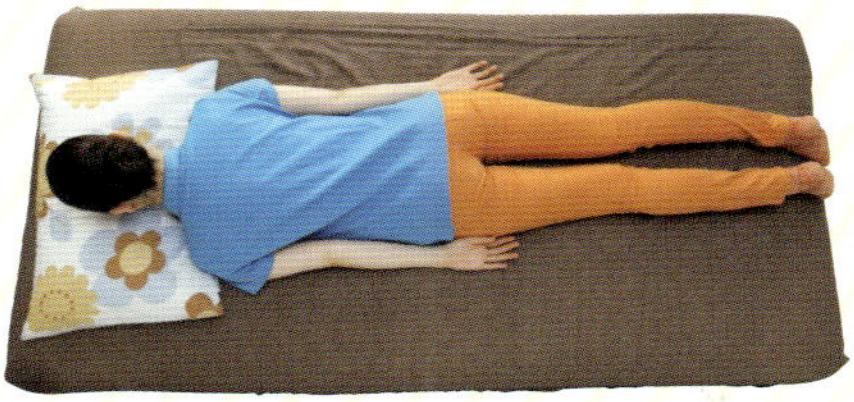

6 顔だけを左に向け、ゆっくり10数える

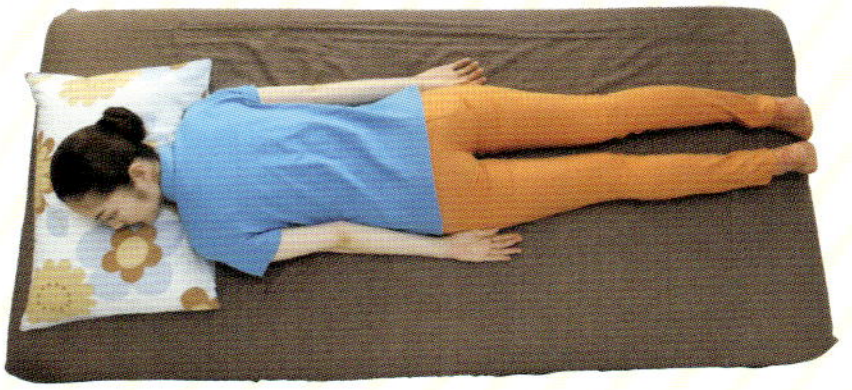

7 体ごと左に向け、ゆっくり10数える

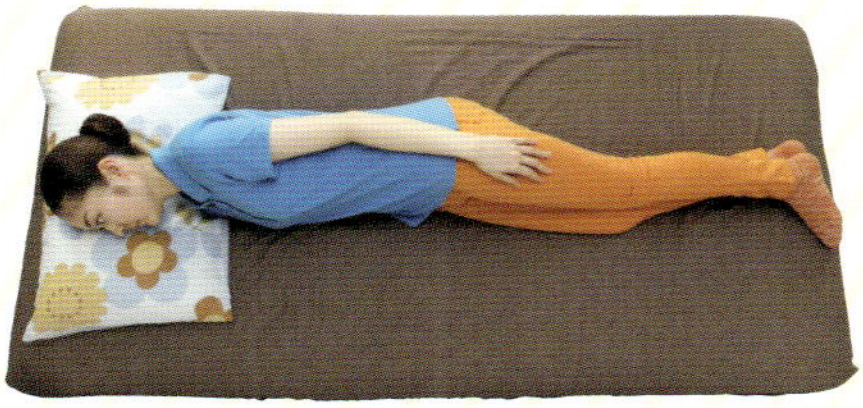

8 そのまま、ゆっくり起き上がる

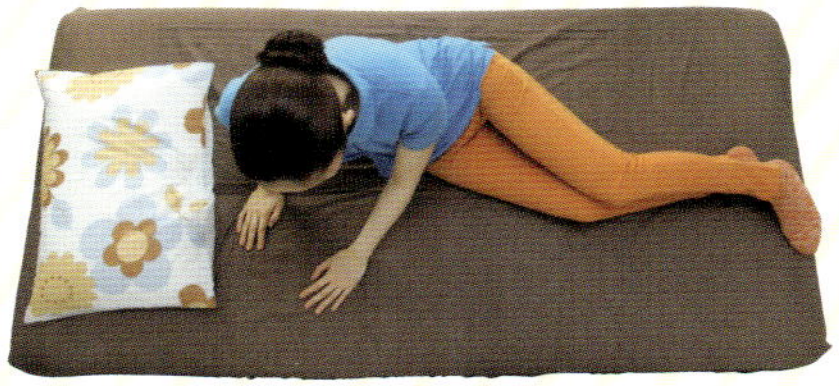

9 下を向いて、ゆっくり100数える

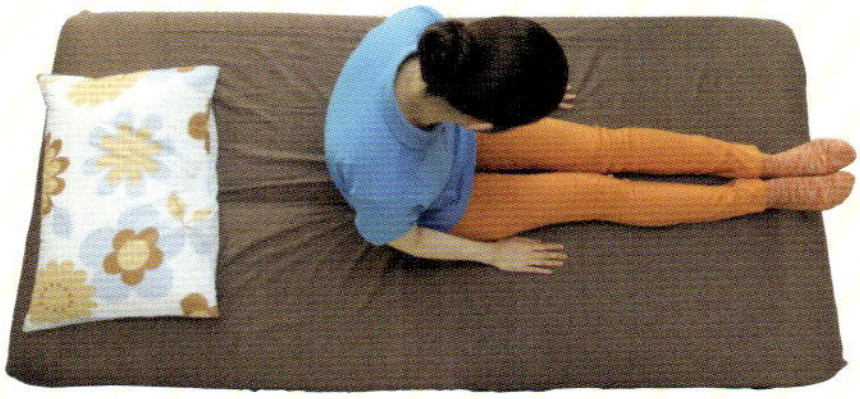

Lesson 5
特別体操

23 背筋トレーニング

高齢者のふらつきを軽くする

こんな症状に効く！

骨そしょう症により背中が曲がり、ふらつきやすい

どんなことをするの？

〔 うつぶせになり顔を上げる 〕

1 うつぶせて額に手を当てる

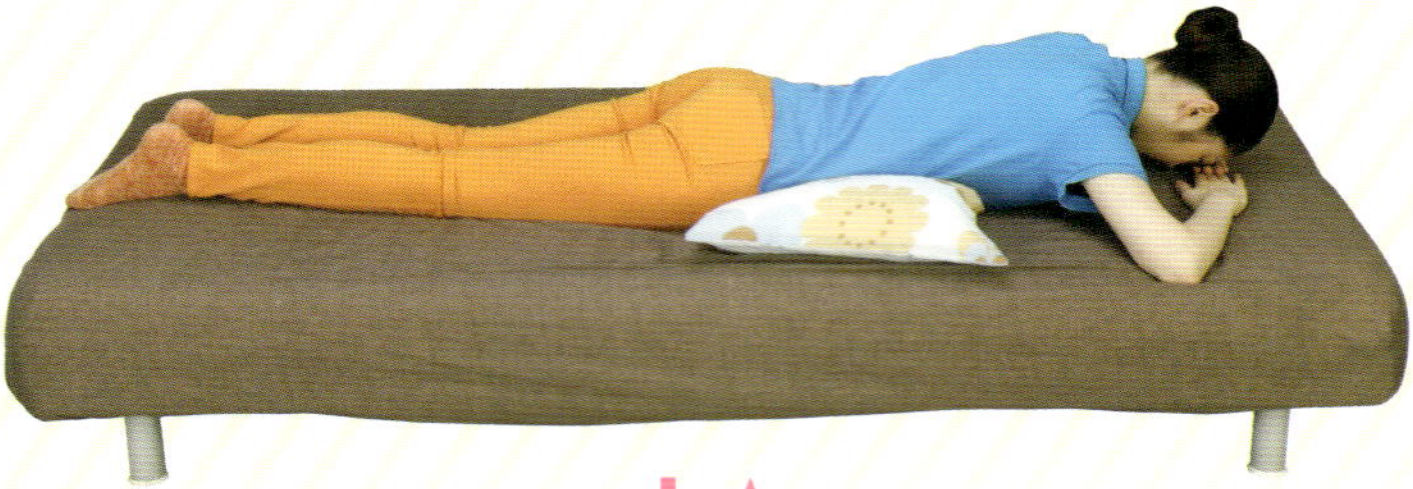

2 顔を上げ、10秒間じっとする
10秒後、1のうつぶせに戻す

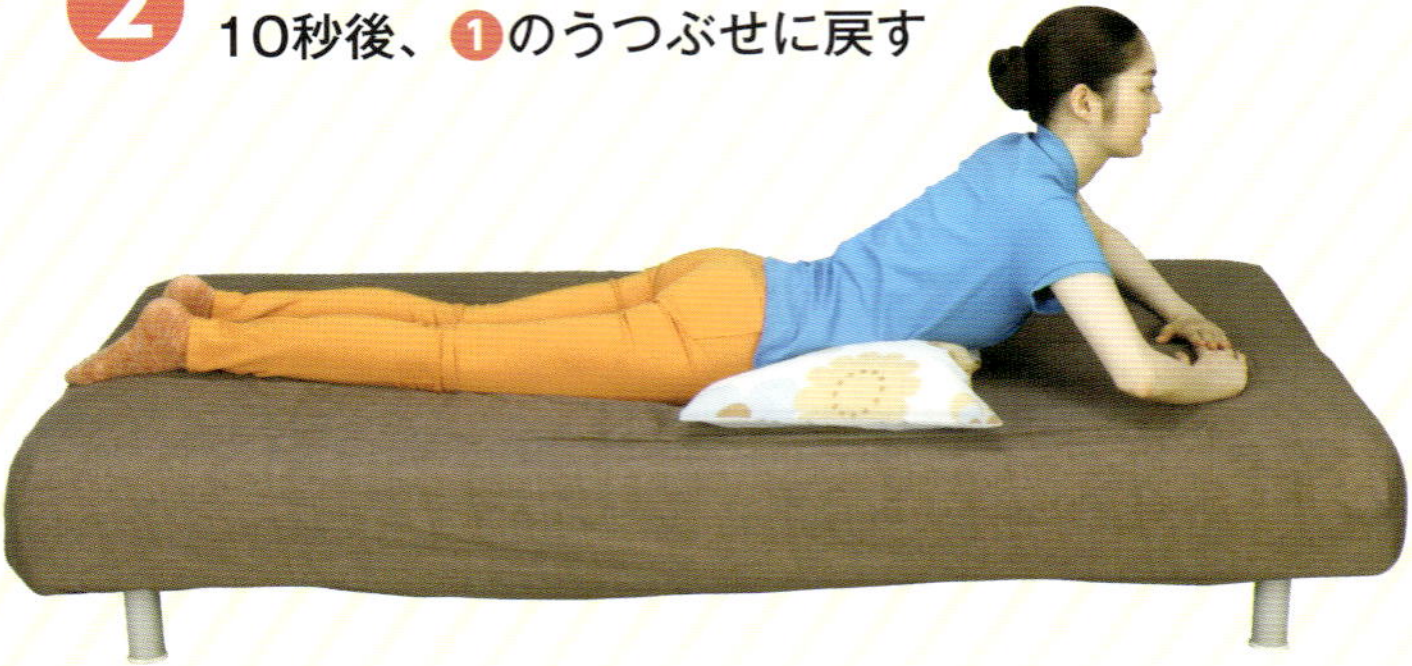

1回10セット×1日3回

注意点

● **背骨のカーブを痛めないように、必ず座布団などをおなかにあてる。**

×

腰を痛めるので、「えび反り」
をしないでください

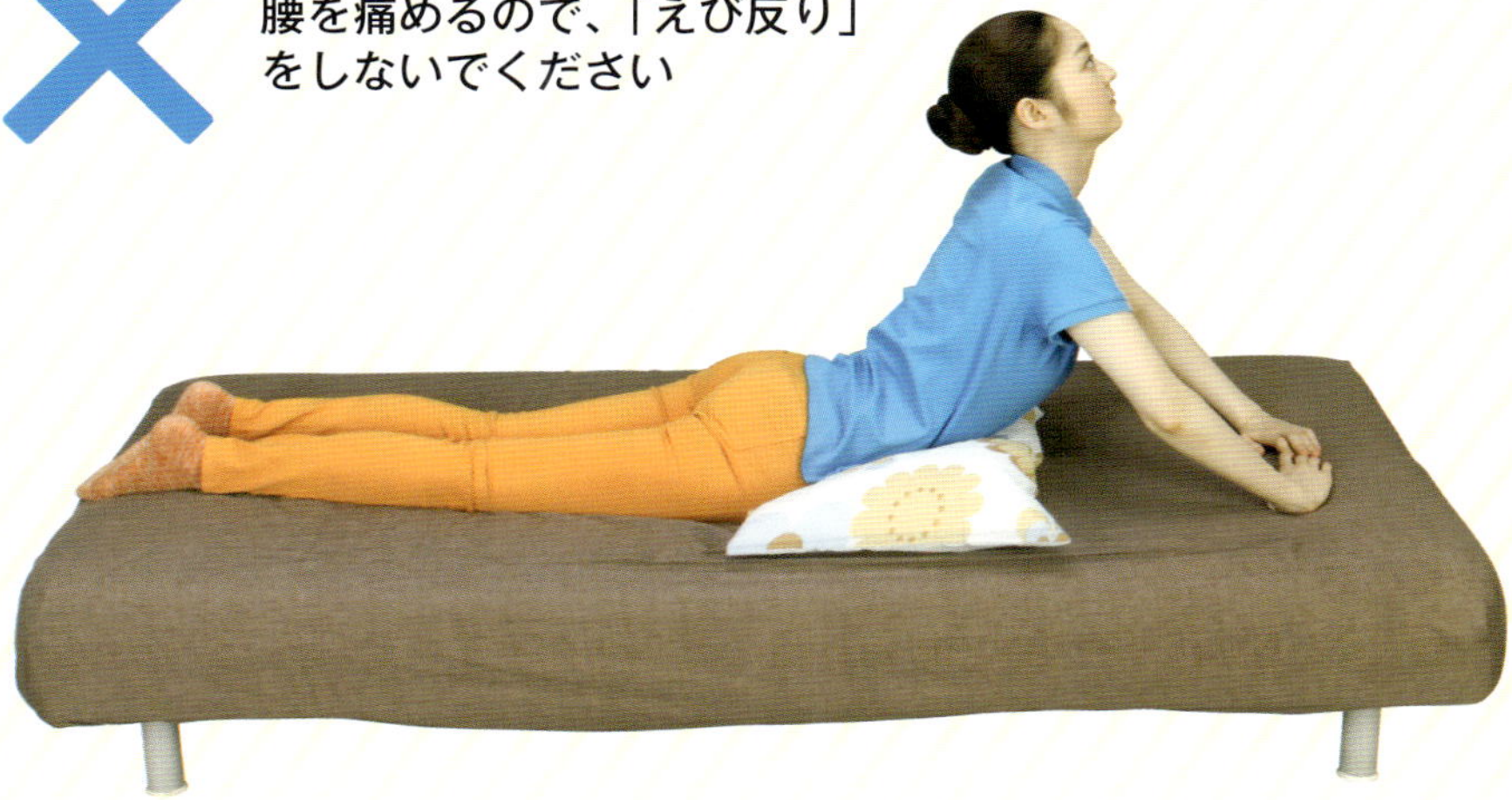

Lesson 5

特別体操

耳石によるめまいに効果的

24 ブラントダロフ法

こんな症状に効く!

耳石によるめまい

どんなことをするの?

座った姿勢でそのまま横になる

1 倒れても安全な場所に座る。まっすぐ前を向く

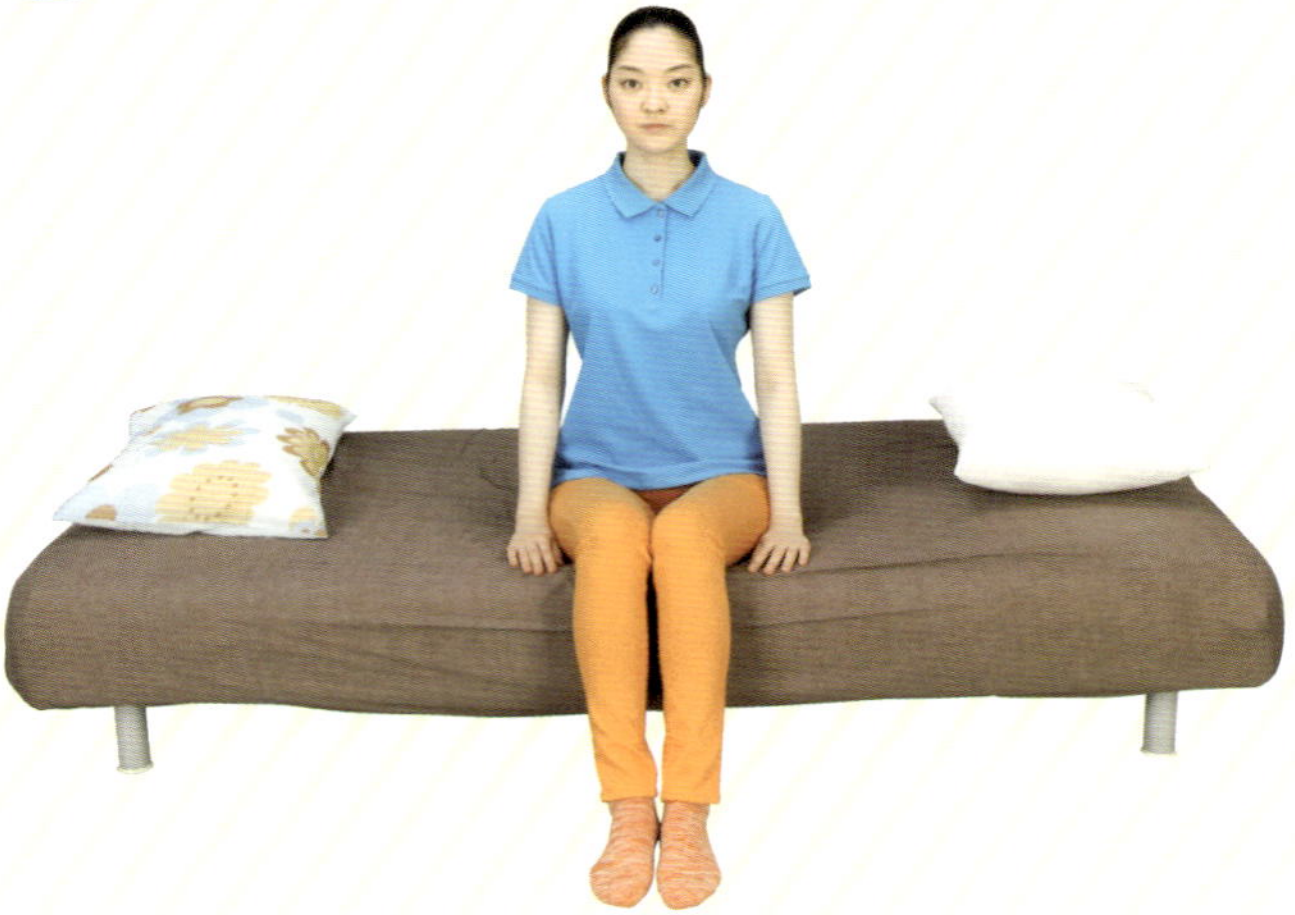

2 疾患のある耳の方へ、1～2秒かけて倒れる。
目線は45度斜め上

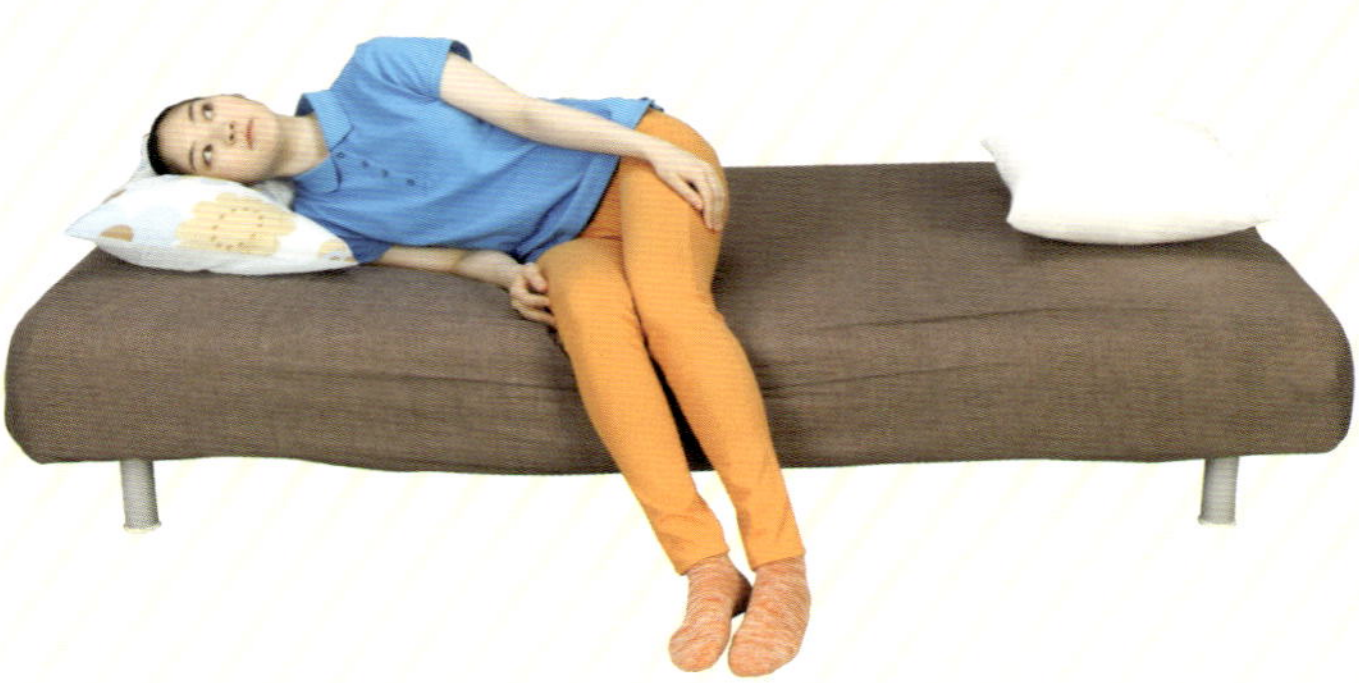

7往復1セット×1日3セット

3 １～２秒かけてもとの姿勢に
戻り、そのまま30秒

4 反対側に１～２秒かけて倒れる。
目線は45度斜め上

5 １～２秒かけてもとの姿勢に
戻り、そのまま30秒

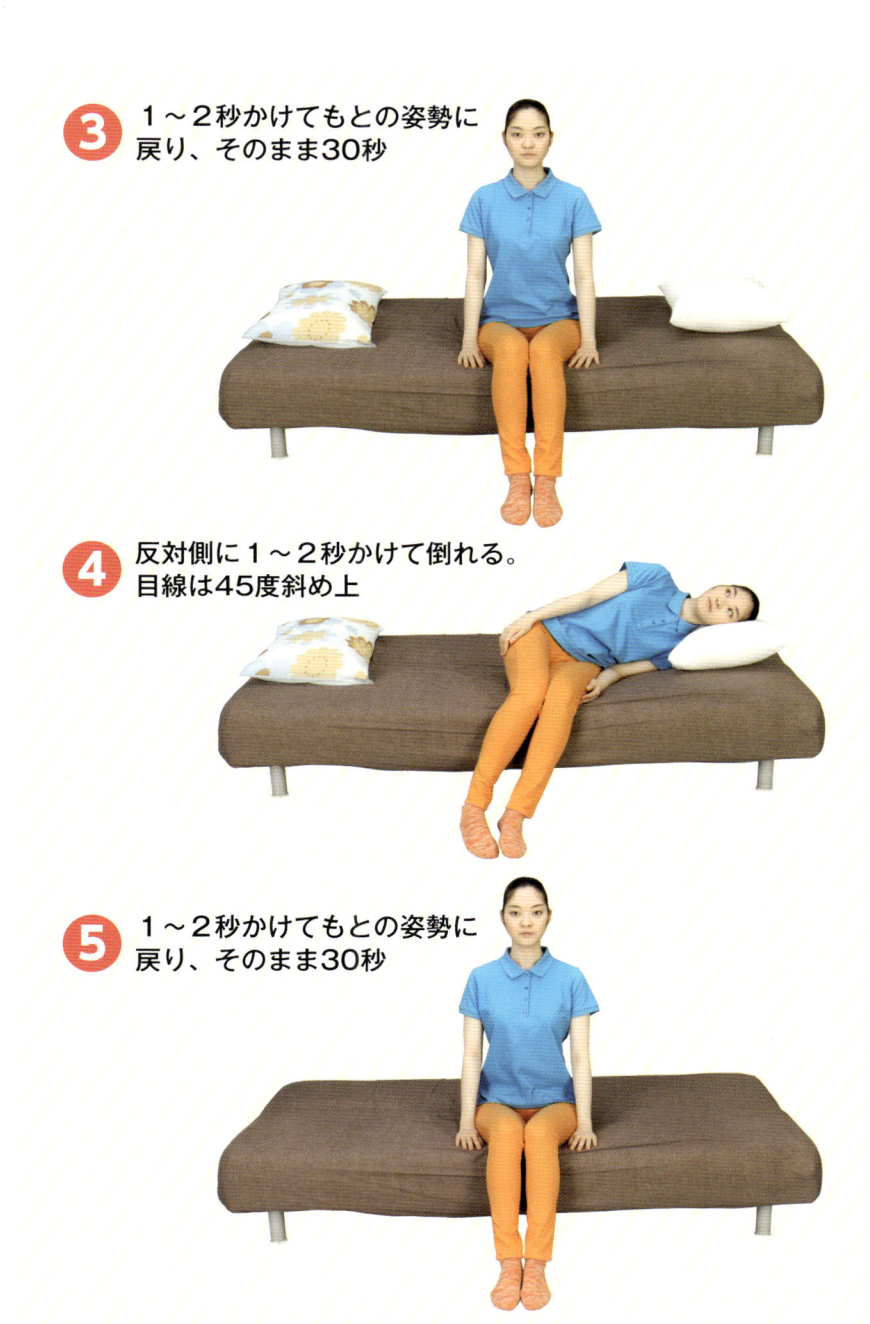

＊有名なリハビリですが、当病院では採用していません。

めまいリハビリ体操の効果的な取り組み方

1 24種類を全部行なうのが無理なら、効果的な①速い横③ゆっくり横⑤ふり返る⑪50歩足踏み⑱寝返りの5つだけは、毎日続ける。

2 体操を行なう時間は、朝の起床時と夕方から夜にかけて最低限2回（食事前）行なう（可能なら3回がおすすめ）。食事前に行なうことで、嘔吐を避ける。

3 体操中には積極的に、声を出そう。声を出すと気分が晴れ晴れとし、めまいに打ち勝つ勇気がわく。

第3章

よくある「めまい・ふらつきQ&A」

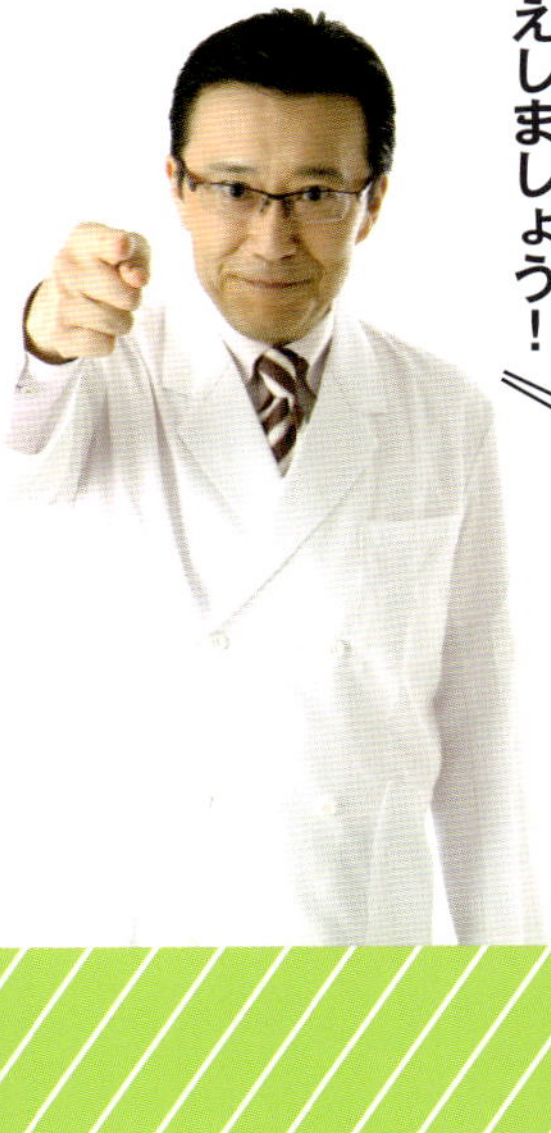

さあ、皆さんの質問にお答えしましょう！

教えて！新井先生

質問①

めまいの悪化因子ってなんですか？

答え

主なものは以下の7つです。①睡眠不足 ②風邪 ③気圧の変化（梅雨、台風など）④忙しい行事 ⑤家族の病気などのストレス ⑥人ごみ ⑦生理の前後、更年期などの女性ホルモンの変化

質問②

めまいリハビリ体操は、どれくらいで効き目がでますか？

答え

早くよくなりたい気持ちはよくわかりますが、何年も悩んでいためまい・ふらつきが、数回の体操ではよくなりません。悩んでいた期間と同じくらい、リハビリ期間をみてほしいと思います。

質問③

めまいリハビリ体操を始めてから、よけいめまいやふらつきが多くなったのですが……。

答え

一時的に悪くなるケースは確かにあります。しかしながら、苦手な体操ほど、みなさんに行なってほしいのです。めまいの治療は３歩進んで２歩下がることがあります。継続していると、確実に１歩進めます。ぜひ、続けてください。嘔吐がひどいようなら、一度休んでください。

質問④

めまいリハビリ体操を続けると、耳石ははがれにくくなりますか？

答え

体操で、耳石がはがれやすい体質を変えることはできません。しかしながら、体操を続けていると、耳石がはがれたときに自分の力で戻しやすくなります。めまいリハビリ体操を知っていると、めまいがこわくなくなります。

質問⑤

内耳に水がたまっているメニエール病患者が水をたくさん飲んだら、もっと水がたまる気がするのですが……。

答え

水をたくさん飲むと、「内耳にリンパ液をためる作用がある」抗利尿ホルモンの分泌が抑制されます。そのため、脳が「水をためこまなくとも大丈夫」という判断をし、内耳の水ぶくれが軽くなります。水を多めに飲んでも腎臓の機能に問題がなければ、男性は1日2ℓ、女性は1.5ℓを目標に。

質問⑥

めまいと飲酒は関係ありますか？　お酒はやめた方がいいですか？

答え

たしなむ程度がおすすめです。アルコールは小脳の機能を抑える傾向があります。そのため、ふらつきが強まる可能性もあります。ビールには利尿作用があるため、コップ1杯程度ならメニエール病にも有効といわれています。

あとがき

この本を手に取ってくださり、誠にありがとうございます。まずはお礼を申し上げます。

本書を通しての私の願いは、めまいで悩んでおられる方すべてに、めまいのリハビリの必要性、さらに小脳の働きについて知っていただくことです。

そして、この小脳のバランス改善力を高めるために、めまいリハビリ体操をどうしても実践していただきたいのです。

しかし、めまい・ふらつきの改善は忍耐とリハビリの継続が必要です。時には時間がかかるかもしれませんが、共に、めまいと闘っていきましょう。

私は、皆さんを心から応援しています。よろしくお願い申し上げます。

横浜市立みなと赤十字病院めまい平衡神経科部長　新井基洋

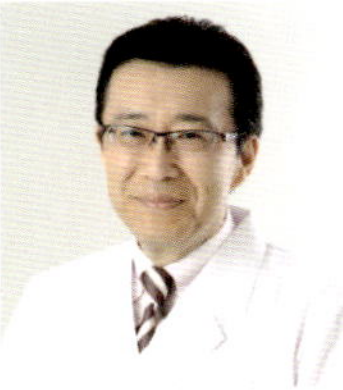

著者紹介

新井基洋（あらい　もとひろ）

1964 年埼玉県生まれ。89 年北里大学医学部卒業後、国立相模原病院、北里大学耳鼻咽喉科を経て、現在、横浜市立みなと赤十字病院めまい平衡神経科部長。日本めまい平衡医学会専門会員、代議員。95 年に「健常人 OKAN（視運動性後眼振＝めまい）」の研究で医学博士取得。96 年、米国 ニューヨークマウントサイナイ病院において、めまいの研究を行なう。北里方式をもとにオリジナルのメソッドを加えた「めまいのリハビリ」を患者に指導し、高い成果を 上げている。著書には『めまいは寝てては治らない』（中外医学社）、『めまいは自分で治せる』（マキノ出版）など。

スタッフ

編集協力：岡本弘美
カバーデザイン：金井久幸（TwoThree）
本文デザイン＆ DTP：エストール　　撮影：天野憲仁（日本文芸社）
モデル：本郷李來　　ヘアメイク：城江陽子

決定版 めまい・ふらつきは目・首・足の運動で治る

2013年 9 月30日　第 1 刷発行
2021年 1 月 1 日　第 5 刷発行

著　者　新井基洋
発行者　吉田芳史
印刷所　図書印刷株式会社
製本所　図書印刷株式会社
発行所　株式会社　日本文芸社
〒 135-0001　東京都江東区毛利 2 − 10 − 18 OCM ビル
TEL　03-5638-1660（代表）
Printed in Japan　112130905 − 112201221　Ⓝ 05　(240008)
ISBN978-4-537-21140-5
URL　https://www.nihonbungeisha.co.jp/

編集担当：三浦